Walter Hesbeen

LA QUALITÉ DU SOIN INFIRMIER

Penser et agir dans une perspective soignante

2e édition

MASSON

ISBN : 2-294-00921-5

MASSON S.A.S. - 120, bd Saint-Germain, 75280 Paris Cedex 06

Pour Thomas

Remerciements

Que soient remerciées ici toutes les personnes qui grâce à leurs commentaires et leurs suggestions m'ont apporté une aide aussi précieuse qu'efficace dans la rédaction du présent ouvrage. Mes remerciements s'adressent tout particulièrement à Bernard Honoré et à Line Maisons pour nos longs échanges, leur regard critique, leurs encouragements et leurs propositions.

Sommaire

Introduction 9

1. *Le contexte* 11
2. *La pratique soignante* 22
   Prendre soin dans une perspective de santé 23
      La santé pour horizon 25
      Déployer la santé 27
   La démarche soignante 30
      Une rencontre 30
      Un accompagnement 31
      Une fonction d'expert et de conseiller 33
   Le soignant infirmier 37
      Le soin infirmier 39
3. *La qualité de la pratique soignante* 42
   Qu'est-ce que la qualité du soin ? 42
      Une qualité à explorer pour un art à développer 47
      Définir la qualité 48
      Concevoir la qualité dans une perspective soignante 52
   Les déterminants de la qualité 57
      Les classes de déterminants 60
      Les aspects politiques et économiques 61
      L'organisation concrète des structures 64
      Les réflexions philosophiques et connaissances techniques et scientifiques 66
      La formation des professionnels 67
      Le comportement et la compétence des acteurs 69
      La personne soignée et ses proches 77
      Les méthodes de recueil d'informations sur les pratiques et les démarches d'évaluation 77
4. *L'encadrement infirmier* 80
   Le métier de cadre 84
   La mission fondamentale du cadre 85
      Faciliter 87

Les actions qui en découlent 89
Favoriser 89
Organiser 94
Communiquer 95
Développer 97
Tenir conseil 99
Former 100
Quelques suggestions pour un exercice reconnu 104
Être présent au cœur de l'activité 104
Offrir des espaces de liberté 105
Être porteur d'une parole soignante 106
Un esprit visionnaire 108
Valoriser les compétences 109
5. *L'organisation de la pratique infirmière* 113
Organiser la pratique soignante 116
Quelques constats 118
Le service comme entité de référence 122
Les principes généraux 123
Organiser la pratique infirmière 131
Le service ou département de soins infirmiers 131
La politique du soin infirmier 133
Les modalités de l'organisation infirmière 134
Les outils infirmiers 137
La dotation en effectif 140
Comment faire ? 143
6. *La démarche qualité et l'évaluation* 146
La qualité et sa démarche 147
Quelques pistes à explorer 151
L'évaluation 161
L'accréditation 163
Conclusion 167
Annexes 169
Annexe I – La vertu de compassion comme fondement de la pratique soignante 171
Annexe II – Écho du 30e cycle de perfectionnement en sciences hospitalières, échanges sur la communication 177
Annexe III – Charte du patient hospitalisé (annexée à la circulaire ministérielle n° 95-22 du 6 mai 1995) 189
Bibliographie 200

Introduction

Le présent ouvrage ne constitue pas un *manuel de méthodes relatives à la qualité*. Il s'inscrit dans le registre des essais et poursuit le but d'alimenter la réflexion des étudiants et des professionnels qu'ils soient de chevet, cadres, gestionnaires ou formateurs. Il est l'expression d'un cheminement de pensée s'efforçant de rester à l'écart de tout dogmatisme. Questionnant la qualité, il esquisse une recherche sur l'essence du soin et tente de mettre en lumière ce qui fait la valeur de la pratique soignante. Volontairement focalisé sur l'expérience et l'action, il énonce de nombreuses propositions en forme de suggestions, parfois de recommandations dont l'intention n'est certainement pas prescriptive mais manifeste un souci de l'éthique du soin.

L'ouvrage comprend une partie conceptuelle sur la pratique soignante, sur la qualité et sur la fonction d'encadrement; et également une partie plus instrumentale liée à l'organisation et la gestion des services.

1

Le contexte

La notion de qualité relative à la production des biens et à la prestation de services fait l'objet, depuis fort longtemps, de préoccupations et de travaux divers, de recherches, de démarches d'évaluation et d'amélioration, voire d'accréditation qui ont donné naissance à une littérature abondante.

Dans le domaine sanitaire et social, la qualité du service offert à la population prend, aujourd'hui, une acuité particulière et ce, pour de nombreuses raisons. Retenons, entre autres, celle de l'importance des moyens dévolus à ce secteur et de leur coût supporté par la collectivité. Ces moyens sont jugés trop importants par les uns, insuffisants ou encore inadéquats ou mal répartis par les autres. Ils donnent lieu à des débats publics et à des arbitrages politiques dont l'ambition se limite le plus souvent à une maîtrise comptable des dépenses dites de santé. Ils font l'objet, également, de répartitions internes aux structures au sein desquelles les discussions et les décisions qui s'ensuivent procèdent d'un savant équilibre entre les besoins réels, les enjeux de pouvoir et la pression d'influences diverses. Enfin, ils alimentent la concurrence entre les établissements dont la pérennité de certains dépend de leur notoriété et de l'image de qualité qu'ils peuvent diffuser auprès de ceux, professionnels ou non, qui leur assurent la fidélité et le développement de leur clientèle. En certains endroits, la prise de conscience de la réalité des moyens disponibles favorise le regroupement plus ou moins volontaire d'établissements et de leurs réseaux.

Retenons, également, l'influence des médias dont le rôle est d'informer le public et de participer à la vulgarisation des connaissances. Ils se font volontiers l'écho des préoccupations individuelles et collectives, et dénoncent à leur manière les lacunes, les dysfonctionnements, voire les erreurs ou les fautes imputables aux structures et professionnels relevant de ce vaste domaine du sanitaire et du social.

Retenons, enfin, les réactions, voire la mobilisation des personnes souvent dénommées *usagers* qui, encore timidement parfois, sortent d'une position passive pour exprimer leur désaccord, leur mécontentement ou leur volonté d'obtenir réparation du préjudice qu'ils estiment avoir subi. Les associations de *droit de défense des usagers* se développent et s'organisent pour faire entendre leur parole auprès des responsables et occuper une place dans les instances consultatives ou décisionnelles. La place qui leur est octroyée dans les Conseils d'Administration des hôpitaux français témoigne de l'importance de ce mouvement et de sa prise de conscience par les pouvoirs publics.

Afin de mieux situer les préoccupations mais aussi les enjeux de la qualité dans le contexte actuel, il me semble utile de poser un certain nombre de constats que je subdiviserai en dix points. S'ils sont formulés en termes généraux, ils ne sont bien sûr pas généralisables, chacun pouvant en nuancer la lecture à la lumière de ses expériences et réflexions personnelles.

Le **premier** de ces constats est celui d'une médecine performante, de plus en plus audacieuse et efficace dans la réparation du corps ou la modification de celui-ci. Cette médecine techno-scientifique est récente et doit son acte de naissance à la démarche de Claude Bernard au XIXe siècle. Si elle peut légitimement afficher de beaux résultats, qu'il ne peut être question de minimiser, elle se doit, en revanche, d'identifier de plus en plus ses excès et ses limites. Fondée sur l'étude du *corps-objet*, la médecine techno-scientifique se centre essentiellement sur la maladie, qu'il s'agisse de la prévenir ou de la traiter. Elle ne laisse, dans les faits, qu'une place relative à la singularité de la personne, le *corps-sujet*, avec tout ce qui caractérise son être, son existence, ses aspirations, son devenir, voire sa souffrance ou sa détresse si souvent indicible. Cette performance réelle, et utile tôt ou tard à tout un chacun, s'inscrit ainsi dans le registre du *faire des soins* à un corps atteint par la maladie. Elle s'exerce parfois au détriment d'une aide plus singulière et plus complexe, le *prendre soin* de la personne malade. Ceci ne signifie pas qu'il faille opposer les connaissances et compétences techno-scientifiques à une démarche plus fondamentalement soignante mais bien chercher à relier l'une à l'autre, à la fois pour un plus grand respect de la personne et pour une plus grande efficacité.

Ce premier constat permet d'en énoncer un **deuxième** : un appauvrissement des représentations de la santé. Celle-ci est essentiellement assimilée à la non-maladie comme en témoigne, par exemple, le vocable *professionnel de la santé* qui regroupe tous ceux initialement formés à l'approche de la maladie. La santé semble dès lors inaccessible à ceux dont le corps est atteint durablement par la maladie ou par une infirmité. La santé est ainsi devenue médicalisée et, avec elle, une part importante du fonctionnement de la société. Tout se passe comme si la santé était l'affaire quasiment exclusive des seuls médecins et paramédicaux.

L'absence de maladie constitue ainsi l'indicateur principal de l'état de santé d'une population, laissant dans l'ombre de nombreux éléments favorables ou défavorables, mais aussi de nombreuses ressources individuelles ou collectives qui peuvent avoir une incidence sur la santé des personnes. La tonalité générale du système sanitaire et social et des actions des professionnels, qui y exercent, est marquée par cette représentation médicalisée réductrice, privant la population d'une démarche plus ambitieuse, quoique plus complexe mais plus propice au déploiement de la santé.

Ceci débouche sur un **troisième constat**, celui d'une population qui, tout en faisant largement confiance à la médecine scientifique grâce aux résultats qui sont les siens, déplore de plus en plus un manque d'attention particulière, d'écoute et d'humanité reflétant une forme de banalisation de la personne au profit de la nécessaire objectivation scientifique d'une maladie à traiter. Lorsqu'une telle objectivation ne peut avoir lieu, elle se traduit par l'expression « je ne vois rien, ce qui signifie que vous n'avez rien »[1]. Les professionnels se sentent dès lors démunis, attribuant à des troubles personnels ou psychiques les problèmes qui se présentent à eux et n'ont, de ce fait, recours qu'à quelques palliatifs pour tenter de venir en aide à la personne à laquelle ils s'adressent. C'est ainsi que l'on

1. GUEIBE R., « Quelle formation pour quelle pratique de la médecine? Impact pour l'ensemble des professions de santé », in Actes du Congrès international *Le soin infirmier dans le système de santé — Quel avenir pour quel soin infirmier?* ENSP/UCL, Saint-Malo (France), 10-12 mai 1995.

observe qu'une part croissante de la population se détourne de la médecine scientifique, pour chercher une aide espérée plus efficace du côté des médecines dites douces ou parallèles. Bien qu'il faille se garder d'encourager de quelconques méthodes hasardeuses, force est de constater que ces autres formes de médecines sont décrites comme plus personnalisées, plus « globales », plus écoutantes ou, pour le dire autrement, plus porteuses de sens pour la personne dans le *mal à vivre* qu'elle exprime. Il ne peut s'agir par ces propos de tenter d'opposer telle médecine à telle autre, mais bien de tirer les enseignements de ce fait. Dans leur diversité, toutes peuvent apporter une aide à vivre qu'il ne convient plus de mésestimer.

Le **quatrième constat** concerne les mesures de prévention et d'éducation à la santé. La place centrale accordée à la maladie explique la faiblesse — certains diraient l'échec — de telles mesures. En effet, le but louable d'œuvrer pour une population en santé ou en meilleure santé se heurte à la nature de la plupart des démarches entreprises. Celles-ci visent surtout à prévenir l'apparition d'une maladie, tel un cancer chez le fumeur, ou les effets secondaires d'une pathologie avérée, telle l'hypertension artérielle chez la personne atteinte de diabète. Les recommandations formulées en ces domaines semblent s'adresser à un être pétri de rationalité qui souscrirait assez naturellement et indépendamment de toute autre considération, tel le plaisir par exemple, à un entretien minutieux de son corps. Le fumeur est conscient des risques qu'il fait encourir à son corps ainsi que celui qui boit de l'alcool ou l'obèse qui continue à grignoter. De tels risques, s'ils sont réels, ne concernent cependant que le *corps-objet* dont l'importance apparaît comme secondaire à celui qui est avant tout préoccupé par la santé de son être. La question du sens que prennent ces recommandations dans la vie même de la personne est ainsi posée. Pourquoi les personnes diabétiques ou cardiaques s'astreindraient-elles à un certain nombre de contraintes alimentaires et à la modification parfois radicale de leurs habitudes de vie, si leur horizon leur apparaît sombre ou incertain ? Que vaut la probabilité de l'apparition d'une maladie face à des interrogations ou difficultés existentielles ? Malgré toutes les campagnes de lutte contre le tabac et l'augmentation incessante de son prix, la consommation des jeunes de dix-huit à vingt-cinq ans ne cesse de croître. Mais quels regards portent-ils sur l'horizon qui se dessine devant eux ? Quelles raisons suffisantes auraient-ils de se passer de cette forme de plaisir et de palliatif qui les aide dans une angoisse parfois insidieuse? La question du sens revient sans cesse et ne peut être occultée même par des discours péremptoires ou des démonstrations magistrales. En fait, il s'agit moins de prévenir la maladie que de promouvoir la vie et, avec elle, les conditions dans lesquelles les personnes peuvent cheminer vers un horizon sensé, porteur de sens, car désirable pour chacune d'elle. Promouvoir l'attention que chacun se porte, le soin que chacun prend de lui, est indissociable du désir ardent d'exister et de la perception forte qu'un projet de vie puisse se réaliser.

Le **cinquième constat** est relatif à l'organisation des structures de soins. Celles-ci sont largement dominées par les tâches à effectuer, les actes à poser. Si ceux-ci font bien entendu partie de l'activité quotidienne, les tâches et les actes ont pris une importance démesurée sur laquelle se focalisent les professionnels. Un certain nombre de tâches sont systématiques, s'inscrivant dans des créneaux horaires précis desquels il n'est pas de bon ton de sortir. Le systématisme rigidifie les comportements et, outre le temps qu'il fait gaspiller car contenant des gestes inutiles au vu des situations particulières, transforme parfois les soignants en *techniciens spécialisés* allant de chambre en chambre pour *faire* ce qui est prévu par le plan de travail. Ce *faire* concerne essentiellement le *corps-objet* qu'il convient de laver, d'habiller, de nourrir, de piquer, de panser, de mobiliser… et n'offre pas de véritable espace pour une attention plus personnalisée au malade et à ses proches. Un tel espace est pourtant nécessaire à la pratique d'un art soignant véritable et dès lors singulier. Chaque professionnel, quel qu'il soit, a besoin d'un espace de liberté lui permettant, par un apport plus personnalisé, de contribuer à un service de qualité. Que de fois une infirmière n'est-elle pas considérée comme *lente* ou *inefficace* lorsqu'elle s'attarde un peu dans une chambre pour *simplement* bavarder avec le patient. Pendant ce temps *elle ne fait rien*, du moins en regard du plan de travail préétabli des *tâches à faire*. Une telle pratique a bien du mal à être modifiée tant elle est ancrée profondément dans la représentation la plus répandue de l'organisation rationnelle du travail héritée du taylorisme. Et pourtant, une telle pratique manque douloureusement de sens, tant pour la personne soignée que pour la personne soignante. Elle en devient ainsi *insensée* en regard des situations particulières et singulières sur lesquelles se fondent l'essentiel de la pratique soignante. C'est la lente, patiente et subtile quête du sens, confrontée à la complexité de la vie d'autrui, qui justifie pleinement un certain niveau de qualification et non la maîtrise de la gestuelle qui y est associée, ni l'habileté qu'elle contient. En abordant la pratique soignante en termes de tâches à effectuer, on dévalorise cette pratique car on en retient que la seule partie visible plus ou moins compliquée mais aisément maîtrisable par un apprentissage approprié. Cela se fait au détriment de son contenu réel qui lui est complexe et, dès lors, invisible car subtil. Le caractère réducteur qui en résulte, et qui alimente tant et tant d'outils de mesure et de démarches dites d'évaluation des soins, induit progressivement une autre représentation de la pratique qui ne peut, dans ce cas-là, plus être qualifiée de soignante. L'importance accordée à la nature de la tâche dénature la pratique soignante elle-même. C'est ainsi que l'on observe dans les endroits où la nature des tâches est considérée comme peu technique ou peu compliquée, l'attribution d'un personnel peu ou pas qualifié. Il est surtout fait appel au *bon sens* et à la *bonne volonté* pour effectuer des actes peu valorisés de *suppléance* et qui relèvent de la vie quotidienne. Ces actes-là lorsqu'ils s'adressent à une personne et non au corps de celle-ci, ne peuvent pourtant en rien être disqualifiés car ils s'inscrivent dans la même complexité, celle de la vie de tout individu quelles que soient la nature et l'importance de l'affection dont son corps est l'objet. Les professionnels, qui exercent en des secteurs moins techniques et moins spectaculaires, sont parfois encore injustement dévalorisés alors que la caractéristique fondamentale de leur métier soignant est en tout point comparable à celui de leurs collègues : ***prendre soin*** **d'une personne dans la situation particulière de vie qui est la sienne**, c'est-à-dire en la singularité de son existence.

Le **sixième constat** concerne la faiblesse et parfois l'absence de liens entre tous les éléments du système. La séparation de ce que l'on nomme le sanitaire et le social en est un exemple qui confirme une approche morcelée de la santé de la population. Le sanitaire et le social sont juxtaposés, délimitant des territoires parfois encore jalousement gardés et provoquant des gaspillages d'énergie et de ressources alors que, paradoxalement, le manque de celles-ci est constamment dénoncé. La continuité des soins entre les secteurs hospitaliers et extra-hospitaliers est un autre exemple. Bien que des efforts aient été consentis, notamment par le développement de *réseaux ville-hôpital*, la circulation de l'information entre les structures et entre les professionnels montre encore de nombreuses faiblesses. Il en va de même pour certaines méthodes qui consistent à transférer parfois précipitamment un malade vers tel autre établissement hospitalier ou telle autre structure extra-hospitalière et ce, pour des raisons diverses. Si l'information de nature médicale est généralement assurée par une lettre précédant ou accompagnant le patient, les informations relatives à la pratique infirmière et celles donnant les éléments clés du décours du séjour hospitalier, sur le plan non pas de ce qui a été *fait* mais de ce qui a été *vécu*, ne sont que peu développées. Il en résulte, ici aussi, un gaspillage d'énergie et de ressources ainsi qu'un sentiment d'insécurité pour le malade ou pour ses proches, confrontés à de nouvelles explications, à de nouvelles questions et parfois à de nouveaux examens.

Le **septième constat** est celui du gisement que représentent les talents des personnels de chevet, ceux qui sont quotidiennement au contact direct des malades et de leurs proches. J'utilise le mot talent au sens de *avoir envie de faire quelque chose pour quelqu'un* et je me réjouis souvent, lors de mes rencontres avec ces personnels, de leur envie de *prendre soin* des personnes, de leur désir de mieux leur témoigner une attention sincèrement particulière. Leur intentionnalité est forte. Il ne faut voir là aucune forme de naïveté ou d'angélisme, j'ai aussi conscience de la légèreté de certains comportements. Il n'empêche que de nombreux talents sont présents et ont parfois bien du mal à se dévoiler, à s'exprimer, à se concrétiser. À l'heure où les structures de soins se sentent de plus en plus à l'étroit dans leurs contraintes budgétaires, la présence de ces talents constitue à la fois un espoir et un défi. Un espoir car les talents des professionnels sont là, représentant un potentiel réel. Un défi pour les cadres et les gestionnaires car la question n'est plus celle de l'augmentation des ressources mais bien celle d'une mise en valeur de ce potentiel qui est encore parfois négligé voire déconsidéré. La qualité du service offert à la population dépend avant tout de l'investissement personnel du professionnel. Les conditions dans lesquelles celui-ci peut exercer sa pratique et offrir ses talents sont déterminantes. La responsabilité de l'encadrement est celle du changement, de la créativité, de l'audace et de la prudence dans l'expérimentation de voies innovantes et pertinentes, permettant de penser une organisation plus propice au *prendre soin* et moins génératrice de dysfonctionnements, de pertes de temps, de déperdition d'énergie. Il s'agit de poser un regard neuf permettant de mieux déceler les talents des professionnels, de les reconnaître, de les valoriser et d'identifier, malgré les contraintes existantes, les espaces de liberté et les chemins permettant, patiemment parfois, de progresser vers une meilleure pratique, plus porteuse de sens et favorisant un plus grand épanouissement professionnel. On constate ainsi qu'il ne s'agit pas seulement de *gérer* un service ou un hôpital, mais bien de s'engager en tant que dirigeant ou cadre dans une dynamique d'évolution au centre de laquelle est placé le *prendre soin* des personnes, tant soignées que soignantes. Que de cadres infirmiers, par exemple, ne sont-ils pas, avec plus ou moins de réticences, complètement absorbés par la gestion administrative du quotidien, participant à de multiples réunions et n'apparaissant même plus comme aidants aux yeux de leur équipe. Leur crédibilité en est amoindrie car s'ils apparaissent comme de *bons gestionnaires*, ils ne semblent plus porteurs d'une parole soignante qui est pourtant la base fondamentale, incontournable et inaliénable de leurs compétences acquises complémentairement dans le domaine de la gestion.

Le **huitième constat** concerne la profession infirmière engagée depuis plusieurs dizaines d'années dans un légitime processus de professionnalisation. Malgré ce processus et l'importance numérique de la profession qui lui permet de regrouper plus de la moitié des professionnels de la santé, elle semble hésitante, toujours en quête d'identité et de reconnaissance. Même si des frémissements existent, elle reste absente des débats publics relatifs à la santé et n'influe que peu sur les orientations générales prises en la matière. Soucieuse d'une pratique plus structurée, plus professionnelle, plus reconnue et dont les effets sont aujourd'hui indéniables, elle s'enlise parfois encore dans des réflexes corporatistes et dans le recours peu critique à des théories et outils *prêts à penser*, assimilés à une forme de *vérité universelle* témoignant, par là même, d'un manque de recul et de prise de hauteur. Si les théories et outils ne manquent pas d'intérêt sur le plan intellectuel, ils se transforment parfois en facteurs de non-qualité lorsque les responsables veulent les imposer à l'ensemble des infirmières et infirmiers d'une structure. D'une part, car cela tend à uniformiser la pensée et la pratique, ce qui va à l'encontre d'une démarche professionnelle pensée, créée, et adaptée pour une situation particulière de vie. D'autre part, car des outils qui ne sont pas perçus comme aidants, par les *praticiens du quotidien*, sont décourageants et consommateurs d'énergie. Ils ne sont pas ou mal utilisés comme en témoigne, par exemple, la rubrique intitulée *démarche de soins* dans la plupart des dossiers infirmiers. Si l'on ne peut *prendre soin* sans démarche, celle-ci ne peut néanmoins se réduire à l'utilisation de grilles plus ou moins élaborées et complétées, entre autres, par des collectes de données sur les *habitudes de vie* des patients.

Le cœur même de la pratique infirmière ne bat pas d'un rythme régulier. Les soins techniques sont encore parfois opposés et hypervalorisés par rapport aux soins dits de base. Les professionnels n'adoptent pas toujours un comportement clair dans leur façon de considérer ces deux types de soins. Or, lorsqu'il s'agit de *prendre soin* d'une personne, il n'y a pas d'acte banal ni de geste anodin. Qu'elle soit technique ou non, la complexité de la pratique réside dans l'attention et l'aide portées à autrui et dans la quête du sens que cela implique. C'est le *prendre soin* qui devrait unir et réunir toutes les infirmières et tous les infirmiers, comme tous les soignants d'ailleurs. La nature des gestes qu'ils posent pour concrétiser ce *prendre soin* n'est qu'un élément secondaire ancré dans une même intention fondamentale.

Le **neuvième constat** concerne la formation tant initiale que continue. Les formations de base restent le plus souvent fondées sur l'acquisition de connaissances techno-scientifiques relatives à la biologie humaine et à ses dysfonctionnements. Si ces connaissances sont nécessaires, elles ne sont pas suffisamment mises en perspective avec l'action singulière qui caractérise l'art de soigner. Dans les faits, et malgré des discours humanisants qui ne manquent pas de sincérité, cela relègue au second rang l'approche de la situation particulière de vie des personnes et l'aide subtile que les soignants peuvent tenter de leur apporter. Peu de place est dès lors laissée à l'élaboration, par l'étudiant, d'un regard plus enrichi sur l'humain ainsi qu'aux cheminements intérieurs et à la patience qu'ils nécessitent. Peu d'espace est disponible pour l'échange de paroles, d'interrogations existentielles et d'émotions engendrées par les différentes situations de vie rencontrées lors des apprentissages cliniques.

Les étudiants apparaissent souvent déchirés entre leur intentionnalité soignante, leur fascination pour le savoir biomédical et les techniques qui en découlent, les attentes immédiates et à vrai dire démesurées, voire inappropriées, des professionnels qui les encadrent lors des stages, et la nécessaire réussite d'épreuves de validation dont la nature même témoigne des priorités, pas forcément soignantes, établies par les enseignants. Certains de ceux-ci semblent parfois paralysés par un programme et enfermés dans leur matière. Ils ne sont dès lors pas enclins à l'audace innovante et à l'imagination créatrice n'exerçant, de ce fait, que fort peu ou très accessoirement leur fonction d'*éveilleurs aux choses de la vie* pourtant incontournable au devenir professionnel des étudiants et à l'éclosion d'une personnalité animée d'un véritable esprit soignant.

La formation continue, quant à elle, s'inscrit dans des pratiques très diverses. Si certaines remplissent leur mission d'accompagnement du développement professionnel propice à une pratique plus subtilement soignante, force est de constater que la demande des établissements et l'offre de certains organismes de formation restent très marquées par des préoccupations instrumentales. Celles-ci sont animées par ce qu'il faut se résoudre à qualifier de *leurre de l'opérationnalité immédiate* et s'exercent au détriment d'un travail de fond sur la pratique soignante et sur la perspective de santé dans laquelle elle s'inscrit. Si les effets d'un tel travail de fond semblent moins efficaces à court terme, ces derniers sont néanmoins plus pertinents et plus durables car plus solidement ancrés dans la réalité complexe du soin. Que de tentatives pour *implanter* tel ou tel outil ou modifier telle ou telle organisation n'ont-elles pas échoué car leur préoccupation fondamentale n'était pas le soin mais l'organisation, le contrôle, voire la rentabilité de celui-ci. Il en résulte de nombreux découragements professionnels et un gaspillage parfois considérable d'énergies et de moyens, alors que la formation continue pourrait être un formidable atout au service de la qualité du soin.

Le **dixième**, et dernier **constat**, est celui de l'espoir que suscite la situation actuelle. Les choses bougent, pas toujours dans le sens désiré pour un environnement plus propice à une pratique authentiquement soignante, mais l'indifférence n'est pas au rendez-vous. Des voix se font entendre pour exprimer des inquiétudes, des désaccords ou tout simplement d'autres points de vue. Surtout, certaines initiatives locales sont prises pour tenter d'innover. Des dogmes sont ainsi fissurés et des tabous déstabilisés. Des prises de conscience ont lieu et des idées font leur chemin. La période m'apparaît donc féconde et permet d'espérer une réorientation progressive vers un respect plus réel à la fois des personnes soignées et des personnes soignantes. Cet optimisme et l'espérance qu'il contient peuvent sembler utopiques. Peu importe. Que serait l'avenir sans l'utopie que le langage courant nous fait parfois confondre avec un doux rêve irréaliste ? Comme nous le rappellent les travaux du philosophe Paul Ricoeur, « la fonction la plus positive de l'utopie est l'exploration du possible. En tant que possible, l'intention utopique est de défier et de transformer l'ordre présent. »[2] L'utopie n'est donc pas l'irréalisable mais l'irréalisé ! Aujourd'hui, l'utopie anime des professionnels d'origines diverses, qu'ils soient gestionnaires, cadres, administratifs, formateurs ou soignants. Ils s'engagent et osent s'inscrire dans cette vision prospective, cette préparation d'un autre futur, par des travaux, des réflexions, des expérimentations qui présentent parfois des allures avant-gardistes mais qui, de par la nature même de leurs actions, contribuent à un autre regard et interpellent les certitudes. La qualité du soin pensée dans une perspective de santé — et pas seulement des actes de soins pour combattre ou prévenir la maladie — me semble dès lors un possible accessible vers lequel nous pouvons progresser.

Ces constats qui n'ont pas de prétention exhaustive mettent en lumière les multiples facettes et la complexité de la mise en œuvre et de l'évaluation d'un soin de qualité.

2. RICOEUR P., *L'idéologie et l'utopie*, Seuil, Paris, 1997, pp. 9.

2

La pratique soignante

Le terme *qualité* et l'expression *qualité des soins* sont tellement répandus qu'ils semblent parfois *tomber sous le sens*. Mais de quoi s'agit-il? Qu'indiquent ou que désignent ces mots lorsqu'ils concernent la vie, la santé, le soin… ? Or le sens qui leur est donné est déterminant car il servira de fondement à l'action. C'est dire que la prudence s'impose et, avec elle, le souci d'une réflexion conceptuelle stimulée, nourrie, sans cesse en mouvement. Le doute, les interrogations qui l'animent et la forme de modestie qui les accompagne apparaissent incontournables mais aussi indispensables pour tenter d'aborder un sujet aussi complexe et aux répercussions aussi nombreuses pour la santé de la population. Penser la qualité et les actions menées en son nom sur des bases conceptuelles fragiles, peut s'avérer redoutable pour le service rendu par les professionnels et pour la représentation que ceux-ci ont de leur propre activité.

C'est pour repréciser les bases conceptuelles sur lesquelles peuvent s'appuyer les préoccupations de qualité dont la perspective est authentiquement soignante et dont l'horizon est la santé de la personne et pas seulement l'absence de maladie de son corps, que ce chapitre sera consacré à la pratique soignante. Il reprend, en les synthétisant mais aussi en les augmentant, certains éléments développés dans mon précédent ouvrage[3].

Le mot soin, lorsqu'il est orthographié au singulier, désigne l'attention positive et constructive portée à quelqu'un dans le but de réaliser quelque chose avec lui ou pour lui. Il s'inscrit dès lors dans la vie de tous les jours, telle l'éducation d'un enfant, et peut prendre place dans les multiples activités et préoccupations de tout un chacun. L'expression *prendre soin* — que l'on ne confondra pas avec celle *faire des*

---

3. HESBEEN W., *Prendre soin à l'hôpital*, Masson-InterEditions, Paris, 1997.

soins — concerne tous ceux, professionnels de la santé ou non, qui se veulent *soignants*, c'est-à-dire attentifs à une personne en vue de tenter de lui venir en aide dans la situation de vie particulière et singulière qui est la sienne. On constate ainsi que le *prendre soin* est au cœur de la vie quotidienne et ne relève pas uniquement des professionnels, des structures ou services organisés, reconnus voire subventionnés. Telle est la situation, entre autres, de ceux que l'on nomme souvent les *aidants naturels* qui, quotidiennement, offrent leur aide à un parent, un proche, un ami atteint par la maladie, la vieillesse, l'invalidité ou encore la souffrance ou la quête de sens dans l'existence. Cette forme d'aide à vivre apportée par les *aidants naturels* participe à un *prendre soin du monde* et suscite de plus en plus d'intérêt à différents niveaux vu son utilité sociale, son efficacité et son moindre coût. Elle s'inscrit de façon appréciable dans les caractéristiques de l'environnement social, démographique et économique que nous connaissons actuellement. Elle interroge aussi, par les possibles dysfonctionnements ainsi que par les répercussions sur la santé des personnes concernées par cette situation.

Ainsi, quel que soit le contexte dans lequel il s'exerce, le soin procède de la rencontre et du cheminement entre une personne soignante, professionnelle ou non, qui a pour intention d'être aidante et une personne soignée qui nécessite d'être aidée. Nous pouvons noter, par ailleurs, que cette aide ne s'exerce pas à sens unique, la personne aidée pouvant elle-même devenir aidante pour celle qui lui apporte de l'aide.

PRENDRE SOIN DANS UNE PERSPECTIVE DE SANTÉ

Au niveau professionnel, tous ceux qui ont choisi d'exercer un métier en rapport avec la santé ne peuvent pas d'emblée être qualifiés de soignants. De par la nature même de cette activité, il ne peut s'agir là d'un statut acquis de façon automatique par une qualification ou une fonction, quelles qu'elles soient. Être soignant relève fondamentalement d'une intention profondément et généreusement humaine, concrétisée par le souci du respect d'autrui et par des actions pensées et créées pour tenter de venir en aide à une personne ou à un groupe de personnes données. En effet, différents professionnels qu'ils soient médecins, infirmières, aides-soignants, sages-femmes, assistants sociaux, kinésithérapeutes, ergothérapeutes, manipulateurs d'électroradiologie médicale... peuvent, de façon habituelle ou ponctuelle, pratiquer leur métier sans être soignants, et sans être, pour des raisons diverses, véritablement attentifs à la singularité de la personne à laquelle ils s'adressent. Dans ces cas-là, ils font des soins mais ils ne prennent pas soin. L'aide qu'ils apportent — et qu'il ne convient pas de sous-estimer — en est dès lors limitée car elle relève essentiellement d'actes ou de tâches qui concernent surtout le corps de la personne — le corps-objet — mais pas véritablement la personne elle-même — le corps-sujet. Cette aide située dans le faire, pour efficace qu'elle puisse être d'un point de vue objectif, voire spectaculaire par les moyens qu'elle met en œuvre, n'apparaît pas toujours suffisante lorsque le professionnel veut résolument s'adresser à la personne. Les actions qui caractérisent ces formes d'aides sont parfois même inadéquates, inappropriées, trop coûteuses par l'importance et l'inflation des moyens utilisés. Elles peuvent occulter la souffrance véritable du sujet, ses aspirations, ses inquiétudes, ses interrogations, ses difficultés existentielles... qui, toutes, témoignent de sa singularité dans l'inéluctable complexité de sa situation de vie.

L'écart ressenti entre l'attente réelle de la personne qu'elle a si souvent tant de mal à exprimer, et la réponse apportée par des professionnels dont la formation et l'organisation les préparent essentiellement à des actions de nature *objective* — centrées sur le corps abordé comme un *objet* — explique l'insatisfaction croissante de la population. On observe ainsi qu'elle a recours, de plus en plus souvent, et avec des fortunes diverses, à d'autres formes d'aides, à des médecines dites douces ou parallèles et perçues comme plus écoutantes, plus globalisantes et moins objétisantes, bref perçues comme plus attentives et plus aidantes. Dans les faits, elle déplore un *système de soins* déficitaire sur le plan de l'attention particulière, de l'écoute, de la communication, de la relation à autrui. S'il est vrai que la qualité du système n'est que rarement mise en cause sur le plan des actes posés, nous pouvons constater en revanche que cette même qualité, lorsqu'elle est abordée du point de vue humain, fait l'objet de critiques parfois acerbes, voire virulentes, formulées par les utilisateurs mêmes du système. Les associations de défense des droits des usagers dénoncent ainsi avec force et avec de plus en plus d'efficacité ce qu'elles reprennent sous le vocable de *fautes passives d'humanité*[4].

4. Réseau Hospitalier des Usagers (RESHUS), 75017 Paris.

La santé pour horizon

Aujourd'hui, malgré l'abondance des discours et travaux en la matière, la représentation la plus répandue de la santé reste très imprégnée par la notion de non-maladie. Elle est, en cela, fortement influencée par les développements récents de la médecine scientifique. L'absence de maladie semble être une condition nécessaire quoique non exclusive à l'émergence de la santé. À titre d'exemple, il est généralement assez difficile d'accepter qu'une personne en fin de vie, atteinte d'un cancer et de multiples métastases, puisse mourir en santé. Et pourtant, que d'actions qui ne luttent pas contre la maladie mais qui se tournent vers la santé de l'être, vers son équilibre, son harmonie, son espérance ne sont-elles pas envisageables pour que la personne mourante vive cette étape inéluctable de la vie par exemple de façon sereine et apaisée ? La mort engendre un sentiment d'échec chez les professionnels de la non-maladie. Elle peut offrir la satisfaction de l'œuvre pleinement accomplie aux professionnels de la santé, ce qui n'exclut pas l'éventuelle tristesse que provoque la séparation.

La non-maladie peut offrir à de nombreux professionnels le sentiment du travail bien fait car le *mal* est jugulé, et le corps-objet est traité, voire guéri. Mais qu'en est-il de la personne abordée en tant que sujet ? De quoi la maladie ou les plaintes sont-elles l'expression ? Que signifient-elles — de quoi sont-elles le signe — dans une existence ? Comment la personne vit-elle cette expérience de vie et quelles sont les interrogations ou encore les craintes qu'elle a engendrées ? Quelles sont, également, les perspectives nouvelles qu'une telle expérience offre à la personne ? Comment aborde-t-elle son nouvel état après, par exemple, un diagnostic ou l'ablation d'un organe ou la réparation d'un membre ou d'une fonction ? Quel sens prennent ainsi les *injonctions* thérapeutiques ou alimentaires, les recommandations en matière d'habitudes de vie ? Les résultats obtenus après les investigations, les interventions et les traitements divers, ne témoignent pas de la souffrance résiduelle du sujet, de ses interrogations, de ses appréhensions face, par exemple, à un autre mode de vie, même momentané, qui s'impose à lui. Une maman qui se présente avec une fracture du bras au service des urgences est souvent plus inquiète pour ses enfants qui l'attendent à l'école ou pour la façon dont elle pourra continuer à s'occuper d'eux par la suite que pour la fracture elle-même. Le sujet apparaît ainsi comme bien supérieur à sa maladie ou son affection et le traitement, pour efficace qu'il soit, n'efface pas tout ce qui a pu rendre la personne malade ou qui peut engendrer chez elle des inquiétudes voire de la souffrance.

La perspective que donne le professionnel de la santé à ses actions dépasse la non-maladie car il est centré sur le sujet dans la situation de vie qui est la sienne. C'est lorsque le *prendre soin* a pour horizon la santé de la personne, que le professionnel se rend compte qu'il n'y a pas de petites ou de grandes situations de soin, mais une situation de vie singulière, à nulle autre pareille, dans laquelle le soignant prend soin. En effet, les notions de *bobologie*, de petites ou de grandes affections, n'ont de sens que dans une approche fondée sur la maladie. Ces mêmes notions sont insensées — elles n'ont pas de sens — lorsque le professionnel s'adresse au malade. Chaque personne, quelle que soit son affection, nécessite une attention qui lui soit particulière et les actions appropriées qui en découlent. Cette attention peut être plus ou moins importante selon la nature de la lésion ou de l'affection. Lorsque le soignant s'adresse résolument à une personne et non à un corps malade, il ne peut établir de hiérarchie entre ces personnes ni de comparaison entre les différentes formes de souffrance qu'il côtoie, quelle qu'en soit la cause, car la souffrance — qui n'est pas réductible à la seule douleur — est propre à chaque être et ne peut dès lors être hiérarchisée. Elle exprime une part de l'existence de chacun qu'il ne convient ni de comparer ni de juger.

Le soignant est ainsi, chaque fois, face à une personne qui souffre ou qui présente des inquiétudes, dont la santé est altérée ou fragilisée et qui nécessite de l'aide. La hiérarchisation entre les affections ainsi que le niveau d'intérêt porté aux personnes qui en résulte, ne sont pas respectueux de celles-ci. Cela témoigne de la prédominance accordée au corps-objet et constitue un facteur de non-qualité. Si la maladie est au centre des préoccupations des professionnels, ceux-ci peuvent effectivement hiérarchiser les affections et banaliser certaines d'entre elles. Ils font essentiellement des soins mais ne prennent pas véritablement soin, leur perspective est la non-maladie. Pour le soignant, centré sur la singularité de la personne, une telle hiérarchisation et la banalisation qui s'en suit n'ont pas de place, n'ont aucun sens. Pour lui, il n'y a pas de services plus ou moins prestigieux car tous les services accueillent des personnes et sont, à ce seul titre, équivalents en prestige dès lors que les professionnels leur font preuve d'attention. Il ne qualifie pas non plus certains services d'intéressants au détriment d'autres qui le seraient moins, mais il identifie des services pour lesquels il exprime lui, personnellement et professionnellement, plus ou moins d'intérêt.

Déployer la santé

Même si cela peut sembler abstrait à tous ceux qui sont tournés vers l'action et qui sont en quête de résultats rapides voire immédiats, il s'agit, aujourd'hui, de revisiter le concept même de santé. Repenser la santé, remettre en question, en discussion, les conceptions et représentations les plus répandues est une étape indispensable, incontournable à la fois pour réorienter le sens de la pratique des professionnels et en apprécier la qualité, mais aussi pour mieux répondre à la réalité des attentes de la population. Trop souvent encore, la santé fait l'objet d'injonctions normatives issues d'une approche objective du *corps normal*. Trop souvent également, l'accès à la santé semble conceptuellement fermé à tous ceux qui sont atteints d'une maladie chronique, évolutive, irréversible ou tout simplement à ceux chez qui l'approche scientifique ne réussit pas à objectiver la nature ou la cause de leurs inquiétudes, douleurs ou plaintes. L'expression *on ne peut plus rien faire, on a tout essayé* ne signe-t-elle pas les limites qui contraignent les professionnels de la non-maladie ? N'est-ce pas ce qui engendre en certains cas leur souffrance ou une part de celle-ci ? En revanche, lorsque la santé est abordée comme accessible à tout un chacun, n'assiste-on pas au dévoilement de nombreux talents professionnels aidants pour le sujet quelles que soient sa situation et son affection ?

Revisiter le concept de santé n'équivaut pas à vouloir élaborer une nouvelle définition. Est-elle d'ailleurs définissable ? Comme la vie, l'amour, le plaisir… la santé ne fait-elle pas partie de ces mots qu'on ne peut expliquer qu'imparfaitement car tellement liés à l'essence même de l'homme ? Comme nous le rappelle Bernard Honoré[5], la santé est là, en chacun de nous. Elle est la condition de l'existence. La santé ne s'absente pas quand la maladie surgit. Elle

5. HONORÉ B., *La santé en projet*, Masson-InterEditions, Paris, 1996.

a parfois besoin d'une aide extérieure pour pouvoir à nouveau, ou mieux, s'exprimer. Elle nécessite parfois, aussi, l'ingéniosité et les ressources diverses de professionnels pour réussir à se déployer, pour **permettre à la personne en souffrance d'évoluer vers un bien-être qui lui est propre, témoin de son harmonie personnelle, particulière et à nulle autre pareille**. L'exercice du professionnel pour le déploiement de la santé équivaut, d'une certaine façon, à celle du jardinier. Celui-ci prend soin d'une plante en utilisant tous les moyens qui sont à sa disposition pour permettre, parfois patiemment, à la fleur d'éclore et de dévoiler toute sa beauté.

C'est ainsi que Bernard Honoré nous invite à l'accompagner « *Sur le chemin d'une pensée de la santé* »[6]. Se référant tout d'abord à Georges Canguilhem[7] qui souligne l'importance pour une compréhension de la santé de déléguer à la personne elle-même le soin de distinguer où commence la maladie, Honoré expose :

« une moyenne statistique ne permet pas de décider si un individu est malade ou non (...) Qu'est-ce donc la santé, lorsqu'elle est comprise comme absence de maladie, si le concept de maladie devient flou et, même, disparaît au profit de la notion de processus de normativité ? Selon les vues de Canguilhem, ce qui fonde la santé serait une capacité d'être normatif, de créer de nouvelles normes lorsque la maladie vient déranger un ordre vital existant et susciter les remaniements nécessaires à un ordre nouveau. (...) La santé serait la capacité de se créer de nouvelles normes vitales en remplacement de celles que la maladie ou le traumatisme ont perturbées. La santé ne peut plus être considérée comme un état, et certainement pas l'état de non-maladie. Elle est maintenant comprise comme une détermination du dynamisme vital par lequel le vivant fait face à ce qui l'agresse et le déséquilibre en se réorganisant. La perte de la santé n'est plus la survenue d'une maladie ou d'une infirmité, mais l'incapacité de se recréer pour *faire avec elle* en l'écartant ou en limitant ses effets. »[8]

La santé n'apparaît donc plus comme liée à la *normalité* du corps mais bien à la *normativité* de la personne, à sa capacité de se créer

---

6. HONORÉ B., « Sur le chemin d'une pensée de la santé », in *Perspective soignante*, n° 1, avril 1998, pp. 9-24.
7. CANGUILHEM G., *Le normal et le pathologique*, PUF, Paris, 1968.
8. *Op. cit.*, pp. 17.

ses propres normes. Abordant la santé comme *allure de vie*, l'auteur précise :

« La santé se manifesterait donc par une attitude de dépassement des équilibres passés et de promotion d'un avenir dans la reconstruction de nouvelles normes. (…) Cette allure de vie se décèle dans la démarche, manière de *faire son chemin*. Aussi peut-on parler de démarche de santé. Démarche soutenue par la santé, mais aussi démarche d'éveil, d'ouverture et de reconnaissance de la santé dans la relation à l'autre. Démarche de santé : manière d'aller au monde parmi les choses et les autres, qui sont à la fois accueillants, soutiens, soignants, mais aussi affligés de leur poids. (…) À la démarche de santé correspond un *projet de santé*, un mode d'engagement dans l'existence. »[9]

La pratique des professionnels apparaît dès lors fort différente selon qu'ils sont animés par la santé de la personne ou centrés sur le corps de celle-ci. Si la différence peut sembler subtile comme l'est d'ailleurs tout « simplement » la pratique soignante, elle mérite d'être soulignée avec force car elle met en exergue la différence fondamentale de finalité et donc de la qualité qui y est associée : **s'agit-il d'agir pour la non-maladie du corps ou pour le déploiement de la santé de la personne en son existence?** S'il ne convient certes pas de délaisser la maladie et les moyens extraordinaires qui permettent de lutter contre celle-ci, il est néanmoins urgent d'identifier les actions à mettre en œuvre afin d'offrir à la population des professionnels aux caractéristiques plus complexes qu'il n'y paraît. Ceux-ci devraient témoigner d'une forme de synthèse les rendant capables d'utiliser des ressources diverses, notamment celles issues de la médecine scientifique, tout en étant véritablement accueillants à la parole et à la souffrance d'autrui. Des caractéristiques professionnelles de ce type — qu'il ne convient pas de traduire par un saupoudrage supplémentaire de propos humanisants sur des pratiques inchangées — ne sont pas aisément accessibles vu la suprématie et le poids d'une pratique médicale trop souvent confondue avec les savoirs médicaux scientifiques et les modalités d'organisation qui en découlent.

Une telle synthèse, qui tend à se réaliser en certains secteurs d'activités, ne serait-elle pas, en définitive, le reflet d'une pratique véritablement éthique car profondément respectueuse de la singularité de la personne?

9. *Op. cit.*, pp. 20-21.

LA DÉMARCHE SOIGNANTE

La pratique des soignants, quels qu'ils soient, relève d'une démarche, celle qui permet de *marcher avec*. Une telle démarche procède de deux étapes indissociables et complémentaires. En premier lieu, celle de la **rencontre**, en second celle du cheminement, de l'**accompagnement**, du *bout de chemin* réalisé ensemble. Il en résulte ainsi que ***prendre soin*** **dans une perspective de santé c'est aller à la rencontre d'une personne pour l'accompagner dans le déploiement de sa santé**.

Une rencontre

La rencontre entre une personne soignante et une personne soignée poursuit un objectif bien précis, celui de réussir cette rencontre, c'est-à-dire **tisser des liens de confiance**. Il s'agit bien pour le soignant d'être capable d'aller à la rencontre d'une personne — ou d'accueillir celle qui vient à sa rencontre — en mettant en œuvre différents moyens qui vont permettre l'émergence d'un sentiment de confiance. Ceci équivaut, d'une certaine façon, à ce que la personne soignée se dise *je crois que ce professionnel peut me venir en aide dans la situation qui est la mienne*. On perçoit qu'un tel sentiment, d'une part, n'est pas acquis d'emblée ni de façon définitive et, d'autre part, qu'il nécessite des qualités humaines et des compétences professionnelles qu'il convient d'adapter, d'ajuster à chaque rencontre, à chaque nouvelle situation. Bien qu'on ne puisse établir une liste d'étapes successives permettant de tisser des liens de confiance, nous pouvons identifier que la première de celles-ci consiste essentiellement à agir pour diminuer le sentiment d'inquiétude, voire d'hostilité, que le malade et ses proches peuvent ressentir dans une situation marquée par l'incertitude ou la douleur ou l'arrivée en des lieux inconnus ou méconnus, parfois impressionnants. Cette première étape ne peut donc consister en un *interrogatoire systématique* ou un *inventaire des habitudes de vie*, car les questions ainsi posées ne sont pas perçues comme aidantes par le malade et lui donnent parfois l'impression que son problème, sa souffrance sont relégués au second plan, après que le professionnel a pu remplir toutes les cases de sa grille d'entretien. Le plus aidant, ce qui génère le plus le sentiment d'être considéré comme une personne et non un *objet de soins*, c'est tout d'abord un accueil chaleureux, puis quelques propos apaisants et diverses informations, soit sur l'agencement de la chambre et le fonctionnement du service, soit sur la façon dont le séjour — parfois le passage à la consultation ou au service des urgences — où les différentes investigations diagnostiques ou activités thérapeutiques, vont se dérouler.

Il s'agit aussi, par ce premier contact, de déceler les attentes fortes de la personne, ce qui l'inquiète le plus et qui ne relève pas toujours directement de la pathologie. C'est ainsi qu'un enfant qui attend à l'école, un animal resté seul à la maison, un conjoint non prévenu… peuvent susciter des préoccupations plus grandes que l'affection elle-même et qu'il ne faut pas sous-estimer car elles peuvent exacerber le problème et augmenter l'angoisse. Elles sont parfois génératrices d'impatience, d'agressivité qui, dans les faits, témoignent de la souffrance de l'individu que l'on ne peut confondre avec l'éventuelle douleur que génère son affection.

Lorsque ce premier contact a été établi et propice à un climat de confiance, le soignant peut alors procéder à la collecte des informations dont il a besoin pour *prendre soin* de la personne et agir dans un contexte favorable à une action efficace. Ce qui est ainsi convoqué chez le professionnel soignant, c'est sa capacité de voir la personne au-delà de ce que son corps, sa pathologie, ses caractéristiques donnent à voir.

Tout cela semble tellement évident qu'il peut sembler superflu de le repréciser. Et pourtant, dans la pratique quotidienne, que de situations ne sont-elles pas vécues par des malades et par leurs proches déplorant, *tout simplement*, de n'avoir pas bénéficié d'un premier contact perçu comme aidant et apaisant.

La confiance ne se limite pas au premier contact. En fonction de l'évolution de la situation et de la perception qu'a la personne de celle-ci, il s'agit bien souvent de *repartir à la rencontre* pour retisser des liens de confiance ou pour les renforcer. Le soignant est ainsi fréquemment dans la situation de retourner rencontrer celui qui boude, qui pleure, qui est agressif, qui n'est pas bien… en vue de l'apaiser et de tenter à nouveau de tisser une relation de confiance.

Un accompagnement

Lorsque la rencontre est réussie, que des liens de confiance se tissent, le soignant peut alors aborder la deuxième étape de sa démarche, celle de *faire un bout de chemin avec la personne*. Il s'agit bien, par là, de **l'accompagner sur le chemin qui est le sien**, et pas de la « capturer » pour la mettre sur le chemin du désir de la science biomédicale.

Il convient de bien garder à l'esprit, ici, que seul un chemin porteur de sens — qui prend du sens dans la vie de quelqu'un — rencontrera l'adhésion et la participation de la personne que le soignant accompagne. Imposer, par exemple, un régime sans sel à un malade cardiaque n'a pas beaucoup de chances d'aboutir à une modification de comportement alimentaire. C'est ainsi qu'on observe de nombreux patients dans cette situation qui développeront toutes sortes de stratagèmes pour se procurer du sel. Ce n'est que lorsqu'une telle restriction alimentaire prend du sens dans la situation de vie singulière de la personne et dans son projet de vie, qu'elle aura des chances d'être suivie. C'est ainsi, également, que les reproches adressés à autrui car il fume, boit, mange trop ou trop gras… n'ont pas lieu d'être dans une démarche soignante car ils apparaissent comme autant de contraintes, voire comme des propos moralisateurs pouvant être interprétés comme une incompréhension de la situation vécue. Le sentiment d'incompréhension peut altérer les liens de confiance qui se sont tissés et donner l'image d'un soignant *non-aidant* donc peu utile, voire inutile ou opposant. On peut ainsi s'interroger sur le fait de savoir pour qui arrêter ou diminuer de fumer, boire de l'alcool, manger gras… est-il désirable ? S'agit-il du désir du soignant ou de celui du malade ?

S'il ne convient pas d'imposer des modifications ou d'adresser des reproches, ceci n'équivaut pas à démissionner devant tel ou tel excès ou comportement à risque ni à laisser tout faire ou tout aller. Informer, expliquer avec patience et parfois fermeté, n'est ni imposer ni reprocher. C'est là qu'intervient véritablement le **professionnalisme subtil du soignant** qui, tout en accompagnant, suggère telle ou telle orientation ou cherche avec le malade le chemin qui prend du sens pour lui, sur lequel il deviendra autonome. Il ne procède pas de *la* solution apportée par le soignant mais bien de celle qui est en lien avec la nature profonde du problème, dans une situation donnée. Un tel chemin n'est pas identifié une fois pour toutes ni même de façon définitive. Il peut résulter de multiples discussions, de nombreux essais, d'hésitations, de diverses interventions. En fonction d'événements, de prises de conscience qui surviennent dans la situation de vie de la personne, il peut faire l'objet, progressivement ou brutalement, d'une ou plusieurs réorientations qui ne vont pas toujours dans le sens espéré par le soignant. Une telle démarche nécessite parfois beaucoup de patience, elle peut susciter la déception, le découragement. C'est à ce moment-là qu'il est important qu'il n'y ait pas de ruptures dans la relation de confiance, même si la personne soignée ne se conforme pas au *meilleur chemin objectivé pour elle*. C'est lors des moments parfois difficiles qu'il convient de ne pas *abandonner la personne en route*. Nous ne sommes pas toujours prêts à emprunter telle ou telle voie même si nous percevons — parfois avec irritation — que c'est la meilleure pour soi. Ceci nous rapproche de la situation de parents confrontés aux choix effectués par un adolescent. Même si ces choix ne correspondent pas à ceux identifiés comme les plus *raisonnables* pour l'adolescent, ne convient-il pas pour les parents d'agir avec subtilité afin de ne pas perdre la confiance de leur enfant, afin de ne pas provoquer de ruptures et pouvoir continuer à être perçus comme aidants jusqu'à ce que l'adolescent réoriente ses choix ou fasse preuve de plus de nuances ou de maturité dans ceux-ci? Les comportements autoritaires et les conflits qu'ils engendrent débouchent parfois sur des ruptures qui peuvent s'avérer catastrophiques pour le devenir du jeune.

Cette subtilité de la pratique soignante est certainement un des aspects les plus difficiles de cette pratique donc de la qualité de celle-ci et, dès lors, de son évaluation. Dans les faits, elle comprend le côté le plus passionnant de l'exercice de ce métier car elle met le soignant au contact de la singularité d'une personne, de la complexité de sa situation, on peut dire au *mystère* de sa vie, de la vie. N'est-ce pas la source la plus importante de plaisir professionnel, celle qui donne du sens à l'ensemble de la pratique?

Une fonction d'expert et de conseiller

Le métier de soignant remplit ainsi une fonction d'**expert** et de **conseiller**. Il ne s'agit pas là de mots courants pour qualifier les soignants. L'expert est parfois décrit comme *un professionnel qui a cessé de penser*. Ce n'est pas de cela qu'il s'agit et il convient d'expliciter ces mots car en aucun cas ils ne peuvent signifier : *je suis l'expert de votre situation de vie, laissez-moi faire, je m'occupe de tout*. Le risque d'une telle dérive n'est-il d'ailleurs pas contenu dans l'expression si répandue *prise en charge du malade*?

Le soignant est **expert** car il dispose de différentes ressources issues tant de sa vie personnelle que de sa formation et de son expérience professionnelles. Elles sont multiformes. Les ressources du *soignant-expert* ne s'opposent pas aux ressources de la personne soignée et de son environnement. Loin de les annuler, elles sont au service de la personne, elles viennent en complément de celles qu'elle peut elle-même mobiliser. Il convient dès lors de ne pas aborder la personne soignée uniquement comme un être de besoins car ses ressources sont là et leur mobilisation constitue un levier puissant dans l'aide apportée au déploiement de la santé. Chacun est acteur du *prendre soin* de soi mais peut avoir, en certaines circonstances, besoin de l'aide de tel ou tel expert. À titre de comparaison, si chacun est plus ou moins capable de s'occuper de sa voiture — même si ce n'est que pour faire le plein de carburant et vérifier la pression des pneus — il arrive un moment où l'expertise d'un professionnel sera requise par exemple pour un conseil, un entretien plus approfondi ou une réparation.

Comme toutes ces ressources ne sauraient être réunies en une seule personne ou un seul groupe professionnel, c'est là qu'intervient l'importance de la notion d'équipe. C'est ainsi qu'on ne peut confondre compétences et qualifications. Si ces dernières peuvent alimenter les compétences, celles-ci sont à chaque fois à apprécier en regard de la situation de vie rencontrée. Dans une situation donnée, le soignant le plus compétent n'est pas forcément celui qui est le plus qualifié ou qui a le discours le plus construit, le plus élaboré. Il est celui qui a le plus d'atouts pour accompagner la personne et pour l'aider à identifier, à choisir le chemin le plus désirable pour elle et y progresser. Il est celui qui peut provoquer un déclic, qui aide à lever des hésitations et à ce que le *courant passe mieux*.

Il s'agit, de la sorte, d'offrir un *bouquet de compétences* permettant d'effectuer ce *bout de chemin* avec la personne, celle-ci, le cas échéant, choisissant plus particulièrement un soignant avec lequel ce chemin, ou telle partie du chemin, sera emprunté.

Cette fonction d'expert permet, d'une part, de **cadrer le faisable** et, d'autre part, d'**augmenter le nombre de chemins possibles**.

Cadrer le faisable, c'est préciser le cadre dans lequel le soignant agit, c'est-à-dire préciser l'espace de liberté qui est le sien et les limites de son intervention. Ceci lui permet de présenter ce qu'il est possible de faire et ce qui ne l'est pas notamment, vu le contexte professionnel et institutionnel dans lequel il agit. Un tel cadre doit être bien pensé afin d'être propice à la vie, à la subtilité de la pratique professionnelle et à la créativité qu'elle suppose. Il doit permettre, aussi, de *protéger* chacun, les soignés comme les soignants, et ne peut donc être perçu comme *étouffant* tant pour les uns que pour les autres. Ce cadre lié au contexte de l'action professionnelle est enrichi par l'apport des non-professionnels, proches et amis, dont les interventions constituent un complément indispensable au *prendre soin* de la personne.

La fonction d'expert permet également d'**augmenter le nombre de chemins possibles**, c'est-à-dire permettre à la personne soignée et à ses proches d'identifier les différentes possibilités, les différents chemins qui s'offrent à eux. À l'annonce d'un diagnostic, par exemple, la personne ne voit parfois qu'une seule issue qui ne lui semble pas forcément réjouissante. En faisant entrevoir d'autres issues, le soignant **enrichit l'horizon** du malade et agit, de la sorte, comme **vecteur d'espoir**. Susciter de l'espérance n'équivaut pas, bien entendu, à décider de l'horizon à la place de l'autre. Seule la personne concernée peut décider de la voie qu'elle emprunte. Cela ne signifie pas, non plus, faire naître de faux espoirs ce qui équivaut à un mensonge qui briserait à un moment ou l'autre la relation de confiance. Le mensonge n'a pas de place dans un rapport respectueux à autrui, ce qui ne veut pas dire que toute vérité soit bonne à dire n'importe quand et n'importe comment. Annoncer, par exemple, au moment adéquat, la probabilité d'une fin de vie relativement proche, peut apaiser le malade, peut augmenter son sentiment de confiance et alimenter son espoir d'une mort sereine dans laquelle il sera accompagné par le soignant. Celui-ci ira avec lui jusqu'au *bout de son chemin* en facilitant le déploiement de sa santé.

Le soignant est **conseiller** dans le sens où il accompagne la personne en l'éclairant sur les opportunités, risques, difficultés associés à tel ou tel chemin et où il *tient conseil* avec elle quant au choix du meilleur chemin pour elle. Le conseil n'est pas de donner des conseils mais consiste « à établir une relation d'un certain type qui permette au client, à la personne en face, de gagner une confiance en elle-même à un point qui lui permette de prendre positivement une décision. »[10] Le « tenir conseil » *c'est délibérer pour agir*[11]. Le con-

10. LHOTELLIER A., « La question du conseil psychologique », in *C. Leroy & A. Lhotellier, « La relation de conseil – le conseil sans conseils »*, Privat, Toulouse, 1973, pp. 19.
11. LHOTELLIER A., *Tenir conseil*, Seli Arslan, Paris, 2001.

seiller est capable, en effet, de *tenir un discours pertinent sur les chemins possibles* et d'entrer en délibération avec le patient pour l'aider à s'orienter avec le maximum de sécurité et de sérénité à partir de l'appréciation de la situation dans laquelle il se trouve. L'image que donne à cet effet Jean-François Malherbe est éclairante[12]. Il prend l'exemple de la carte routière qui n'indique jamais où aller mais bien les différents endroits où il est possible de se rendre et les chemins parfois multiples pour y accéder. Le soignant est celui qui va offrir une carte au patient, lui présenter les différentes possibilités et expliquer — tenir un discours — les avantages et inconvénients de chacune de celles-ci. C'est là qu'il pourra l'aider à tirer des enseignements utiles pour le futur et issus de l'affection ou de l'événement actuels. C'est par là qu'un caractère fécond peut émerger de la souffrance lorsqu'elle aide la personne à épanouir sa vie, à lui redonner du sens et, éventuellement, à modifier ses comportements, ses habitudes, ses choix. De la sorte, l'expérience vécue peut aider à mieux être acteur du déploiement de sa propre santé, ce qui peut avoir des répercussions sur le déploiement de la santé de ses proches. L'horizon de la personne soignée est ainsi éclairé, les chemins possibles lui sont présentés et elle peut, dès lors, opérer un choix, même si celui-ci est parfois différé, s'il est hésitant voire changeant. Elle sera accompagnée, aidée, tant pour opérer un choix que pour le réaliser voire le faire évoluer. Si en certaines situations, vu l'état de la personne, une multitude de chemins possibles ne peuvent être présentés, il convient, alors, d'identifier celui qui semble le plus pertinent et le plus respectueux de la personne au vu de la situation rencontrée.

Cette double fonction d'expert et de conseiller, le soignant l'exerce aussi auprès des proches qui font partie intégrante de la situation. En certains cas, ils sont inquiets, préoccupés ou souffrent autant, voire davantage, que la personne identifiée comme malade.

Cette même fonction est accessible quel que soit le côté technique de la pratique du soignant. La technique n'est pas à opposer au soin, elle n'empêche nullement le *prendre soin*. Cette fonction permet de resouligner qu'il n'y a pas de petites ou de grandes situations de soin. Elles sont toutes équivalentes en intérêt. La rencontre, l'accompagnement, l'expertise et le conseil que cela contient, prennent parfois place dans un temps très court, parfois très long. Il peut

12. MALHERBE J.-F., *Autonomie et prévention – Alcool, tabac, sida dans une société médicalisée*, Artel-Fidès, Montréal, 1994.

s'agir d'une heure au service des urgences ou de plusieurs mois voire plusieurs années en services de réadaptation, de cancérologie, de gériatrie ou de psychiatrie. Les situations concernées sont toutes celles rencontrées par les soignants, elles sont innombrables : un jeune opéré d'une appendicite, une maman qui vient d'accoucher d'un premier enfant et qui s'interroge sur l'alimentation et les techniques d'hygiène, la personne chez qui on découvre une infection, un cancer, une malformation, celle qui vient de subir un traumatisme, celle qui va se faire opérer de la prostate et qui s'inquiète de sa sexualité, celle, aussi, qui présente des troubles ou des douleurs et chez qui on ne réussit pas à objectiver une maladie relevant de la nomenclature médicale... Si toutes ces situations sont équivalentes en intérêt et dignes chacune d'une attention particulière, la mise en œuvre concrète de la pratique soignante va néanmoins varier en fonction des personnes et des composantes de leur situation.

On le voit, cette pratique est subtile, riche, complexe, source de plaisirs mais aussi parfois de déceptions. Elle nécessite beaucoup de simplicité et de patience car le soignant, tout expert et tout conseiller qu'il soit et quelles que soient ses multiples qualifications, ne peut accéder à une forme de maîtrise de la vie des personnes auxquelles il s'adresse. Il ne peut pas prétendre non plus en devenir le *guide*, si ce n'est dans des situations précises et limitées dans le temps. Il ne s'agit pas de tisser des liens de dépendance mais bien des liens de confiance qui permettent l'aide et favorisent l'autonomie avec tout ce que celle-ci comporte comme capacité de gérer ses propres limites voire de s'en imposer. Le soignant peut *simplement* accompagner, éclairer, exposer ses souhaits et recommandations, bref, offrir ses ressources et celles de l'équipe dans laquelle il exerce, en vue de participer au déploiement de la santé.

Le tableau 1 (p. 38) propose une synthèse de cette fonction.

LE SOIGNANT INFIRMIER

La fonction soignante concerne tous les professionnels de la santé dès lors qu'ils sont animés d'une intention soignante. Les soignants pénètrent le monde de la santé — celui qui leur permet de venir en aide à la population pour déployer la santé — par le choix d'un métier auquel ils accèdent par une formation. Celle-ci leur offre, en plus de leurs ressources personnelles, des moyens de natures diverses et parfois très spécifiques qui serviront, en partie, de support à leurs actions.

Tableau 1. — *Essai de représentation de la pratique soignante.*

Le professionnel qui prend soin dans une perspective de santé agit avec **subtilité** en utilisant les **ressources** diverses qui sont les siennes. C'est un **soignant** qui remplit sa mission :

→ d'**expert** :
- qui cadre le faisable,
- qui augmente le nombre de chemins possibles ; il enrichit l'horizon de la personne et agit comme vecteur d'espérance.

→ de **conseiller** :
- qui présente un discours pertinent et éclairant sur les différents chemins possibles,
- qui « tient conseil » avec le patient pour tenter de l'aider à s'orienter.

Le **soignant** :

→ va à la **rencontre** de la personne en vue de tisser des liens de confiance avec elle,

→ apparaît comme **aidant** et **accompagne** la personne soignée en s'interrogeant sur sa singularité, en identifiant les ressources qui sont les siennes et en cherchant avec elle la voie qui prend du **sens** dans sa **situation** et son **projet de vie**. Il fait un **bout de chemin** avec elle en vue de **déployer sa santé**.

Par rapport à l'essence même de la fonction soignante, les caractéristiques de tel ou tel groupe professionnel occupent une place que l'on peut, dans les faits, relativiser. Il s'agit bien d'être soignant plus que médecin, infirmière, kinésithérapeute, diététicien, psychologue, assistant social… Toutes ces qualifications désignent autant de ressources particulières, mais aucune de celles-ci n'a d'intérêt en tant que telle car il convient, à chaque fois, de la situer dans une perspective soignante. Le *prendre soin* constitue le lien le plus fondamental permettant de réunir tous les membres de l'équipe pluridisciplinaire dans une même perspective. Les moyens ou ressources, plus ou moins spécifiques à chacun des métiers que comprend cette équipe, permettent de les différencier. L'ensemble pluridisciplinaire animé d'une même intention offre aux personnes soignées un *bouquet de compétences* qu'il ne convient pas de hiérarchiser car leur utilité n'est à chaque fois que relative vu qu'elle dépend de la situation de vie rencontrée.

Le soin infirmier

Certains ont choisi d'accéder au métier de soignant en acquérant des ressources dont la nature leur permet d'agir comme infirmière ou infirmier ou encore, aide-soignant[13].

Il n'est pas toujours aisé de préciser les caractéristiques du soin infirmier tant celles-ci sont à la fois vastes, parfois un peu floues et, surtout, peu systématiques et non-spectaculaires. De par sa nature, toute tentative de description exhaustive du soin infirmier est vouée à l'échec.

En tant que soignants, les infirmières et les infirmiers, comme leurs collègues de l'équipe pluriprofessionnelle, exercent la pratique soignante dans toutes ses dimensions et dans toute sa complexité telles qu'elles ont été décrites plus haut. C'est ainsi qu'en dehors des aspects fondamentalement soignants et communs à l'ensemble des intervenants pluridisciplinaires, la pratique du métier d'infirmier ne peut être comprise en la réduisant à des actes et à diverses tâches. Bien qu'il faille rester attentif à ne pas devenir réducteur, nous pouvons identifier que les infirmières et les infirmiers ont à leur disposition quelques moyens plus particuliers qui constituent une part de leurs ressources et qui leur confèrent quelques éléments de spécificité pour assurer leur fonction d'expert et de conseiller. Nous retiendrons, entre autres :

– Tout d'abord, **des soins « dits de base »** relatifs, par exemple à l'hygiène, à l'alimentation, au confort des personnes. De par ces soins, et ce qu'ils représentent dans l'intimité de chacun, le soin infirmier bénéficie d'un rapport privilégié au corps qu'aucune réflexion ou modalité d'organisation ne peuvent délaisser.

– Ensuite, **une présence organisée pour être continue** leur offrant l'opportunité de vivre avec les personnes soignées des moments plus particuliers et d'une plus grande proximité. Cela leur permet d'être là aux moments non prévisibles où les malades et leurs proches expriment leur joie, leur peine, leurs interrogations, leurs confidences, leurs prises de conscience, leurs désillusions, leurs espoirs, leurs projets… Si les infirmières et les infirmiers ne

13. Je n'établirai pas, ici, de différence entre l'infirmière ou l'infirmier et l'aide-soignant. Ils sont tous deux des professionnels du soin infirmier. Ce qui les distingue, ce n'est donc pas le domaine de leurs interventions – le soin infirmier – mais bien leur niveau de qualification.

sont évidemment pas les seuls à accueillir de tels propos ou vivre de tels moments, ils sont, le plus souvent, les seuls à avoir la possibilité de les vivre à tout moment. La présence continue les confronte aussi à toutes sortes de demandes et les invite à poser toutes sortes de gestes ou à participer à différentes activités. Elle leur permet, également, de recevoir de nombreuses informations qu'ils auront à décoder, à analyser et à partager avec leurs différents partenaires professionnels.

– Enfin, **une multitude d'actes aux aspects plus ou moins techniques** qui s'inscrivent, pour la plupart, dans la subdivision du travail médical.

Ces quelques caractéristiques mettent surtout en exergue que le soin infirmier, outre les savoirs de différentes natures qu'il nécessite et son incontournable technicité, comprend une multitude de choses, nous pouvons dire de « **petites choses** ». Une telle expression ne peut prendre une quelconque et injuste connotation négative. Souvenons-nous avant tout que l'infirmière et l'infirmier sont des professionnels soignants dont l'art est complexe, subtil et ancré dans un professionnalisme dont l'expression ne repose pas seulement sur l'acte posé mais bien dans la capacité d'aller à la rencontre d'autrui en vue de cheminer avec lui vers plus de santé. Les *petites choses*, si anodines en apparence, si peu sophistiquées et si peu spectaculaires soient-elles, font partie de la vie de chacun et sont donc nécessaires au déploiement de la santé de la personne. Elles le sont parfois autant et parfois plus que des actes compliqués, de haute technicité. Elles sont, à ce titre, le point d'ancrage d'une attention salvatrice, celle qui sauve ou qui rassure ou procure du bien, lorsque l'inquiétude naît, lorsque la solitude se fait sentir ou encore lorsque l'horizon s'assombrit. Le philosophe Heidegger nous rappelle que :

« Nous regardons le danger et dans ce regard nous percevons la croissance de ce qui sauve. Ainsi, nous ne sommes pas encore sauvés. Mais quelque chose nous demande de rester en arrêt, surpris, dans la lumière croissante de ce qui sauve. Comment est-ce possible ? C'est possible ici, maintenant et dans la souplesse de ce qui est petit (Im Geringen) de telle façon que nous protégions ce qui sauve pendant sa croissance. Ceci implique que nous ne perdions jamais de vue l'extrême danger. »[14]

14. HEIDEGGER M., « La question de la technique », in *Essais et conférences*, (traducteur André Préau), Gallimard, Paris, 1958, pp. 45.

Dans l'univers des professionnels de la santé, au sein de l'équipe pluridisciplinaire, les infirmières et les infirmiers peuvent dignement apparaître comme des soignants qui assument pleinement leur fonction d'expert et de conseiller tout en étant « **spécialistes en petites choses** ». Car toutes ces *petites choses*, lorsqu'elles sont mises en lien avec les différents éléments d'une situation de vie, ne sont jamais banales pour une personne soignée dans la mesure où elles témoignent, à chaque fois, de la **grande attention** que ces professionnels ont été capables de lui porter et, dès lors, du professionnalisme qu'elle requiert. Il s'agit de *petites choses* qui contribuent à donner du sens à la vie, à alimenter l'espoir. La mise en valeur de l'utilité de ces *petites choses* pour la santé des personnes et des talents nécessaires à une telle pratique infirmière n'est-elle pas, en définitive, la voie la plus sûre et la plus solide pour assurer la reconnaissance de cette profession ?

3

La qualité de la pratique soignante

Nous pouvons aisément percevoir que la complexité des situations de vie rencontrées et la subtilité qui caractérise toute pratique professionnelle véritablement soignante ne facilitent ni la conception, ni l'évaluation de la qualité d'une telle pratique.

Voici à nouveau un mot bien difficile à préciser. Qu'est-ce que la qualité lorsqu'elle concerne la santé des personnes ? Qu'est-ce que la qualité dans l'exercice du métier infirmier au contenu si varié, si peu observable et mesurable, si peu spectaculaire car constitué de tant et tant de « *petites choses* » qui chacune, pour anodine qu'elle paraisse dans l'absolu ou d'un point de vue « *général* », pèse si lourd dans la balance lorsqu'elle concerne la vie et l'existence future d'une personne ?

QU'EST-CE QUE LA QUALITÉ DU SOIN ?

Dire ce qu'est un soin de qualité par l'intermédiaire de définitions, de grilles d'évaluation et de démarches d'accréditation n'est pas un acte anodin car il oriente le sens de la pratique et la représentation que l'on a de celle-ci. À l'heure où la qualité du service rendu, ainsi que son évaluation, occupent une place majeure dans les préoccupations politiques, économiques et gestionnaires, la lucidité et la prudence s'imposent. En effet, une conception réductrice de la **qualité du soin** — nous remarquons d'ailleurs que le vocable le plus couramment utilisé est celui de la **qualité des soins** — peut voir le jour et progressivement s'imposer aux différents soignants ainsi qu'à la population. Si les travaux entrepris ne manquent pas d'intérêt lorsqu'ils suscitent la réflexion des différents acteurs, le danger cependant réside dans l'émergence d'un leurre de qualité issu d'une approche réductrice, mais pragmatique car mesurable.

Un tel leurre peut procurer un sentiment d'autosatisfaction aux dirigeants des structures, voire à certains membres du personnel, mais peut s'avérer, dans le fond, préjudiciable à la population ainsi qu'aux professionnels animés d'une intention soignante. Les résultats obtenus par des outils de mesures fiables car scientifiquement validés mais fondés sur une conception réductrice de la démarche soignante, apparaissent à plus d'un titre redoutables. Ces outils de mesures, pour fiables qu'ils soient selon un certain point de vue, peuvent occulter des dysfonctionnements majeurs lorsque l'on se situe du point de vue des usagers, voire des soignants eux-mêmes. Que d'hôpitaux réputés et prestigieux n'ont-ils pas bâti leur notoriété sur la médiatisation de leurs moyens techniques, des résultats spectaculaires obtenus dans le traitement de telle ou telle affection et de la valeur de leurs publications scientifiques. Ils laissent parfois un goût amer aux malades et à leurs proches qui auraient apprécié un peu plus d'intérêt pour la singularité de leur situation et la réalité de leur souffrance, bref un peu plus d'humanité.

La lettre reproduite ci-après et adressée sans animosité en 1996 au directeur d'un établissement hospitalier par une patiente traitée pour un cancer, témoigne de ce décalage entre la qualité des actes posés et celle du soin porté.

« Monsieur le Directeur,

Je vais terminer cette semaine dans votre établissement six semaines de radiothérapie pour un cancer du sein.

Je vous remercie sincèrement d'assurer la direction et la gestion de cet hôpital sans lequel je n'aurais pas eu les soins appropriés et qui vont me permettre de guérir.

J'aimerais vous faire part de la manière dont j'ai vécu le traitement car peut-être vous serait-il possible de rendre moins pénible pour le malade sa lutte contre la maladie.

En effet, mon sentiment est partagé. D'un côté, j'ai trouvé de grandes performances de techniques médicales, des soins efficaces, un grand professionnalisme de l'équipe soignante. D'un autre, il existe un manque d'écoute et d'accompagnement du malade pour qu'il puisse parallèlement exprimer, comprendre, participer et prendre en charge sa maladie et sa guérison.

Pourquoi dans un service aussi spécialisé privilégie-t-on les soins techniques aux dépens des soins psychologiques ? Les deux ne sont-ils pas liés ? Ces soins ne peuvent-ils aller de pair ?

L'aspect psychologique du cancer, les conséquences traumatisantes : perte physique, sentiments de peur et d'angoisse, douleur, interrogations sur la genèse et l'évolution de la maladie… on ne vous en parle pas et on ne peut en parler.

Je vous exprime ici mon point de vue de malade. L'annonce, le traitement de ma maladie : j'ai des difficultés à accepter cette réalité et j'en souffre. J'imaginais que dans un service spécialisé, cette souffrance aussi serait prise en compte.

J'ai ainsi rencontré deux problèmes différents :

– comment vivre autrement les séances quotidiennes et astreignantes de radiothérapie ?

– comment lutter contre ce sentiment de solitude et d'isolement quand on est soigné ici et la difficulté que l'on a pour poser une demande, à qui ? et où obtenir une information, comment ?

Pour le traitement en radiothérapie, j'ai eu les explications, la définition scientifique de mon cancer et pourquoi on appliquait un protocole de traitement. La durée, le lieu des soins m'étaient donnés. Pourtant cette information était insuffisante pour me rassurer sur la teneur, les conséquences, les risques de douleur encourus, les soins préventifs à mettre en place pour ma peau… Une vidéo, une visite ou une plaquette descriptive m'auraient renseignée en complément de ce qui m'a été dit. N'osant poser trop de questions, je suis restée sur ma crainte des soins. Quand on arrive dans ces couloirs, salle d'attente, on ne sait pas à qui s'adresser, on craint de déranger le personnel, si on a un problème qui doit-on informer ? On aurait besoin de parler à quelqu'un parfois. Si une personne était à l'accueil des malades, en plus de son sourire, elle rassurerait la personne sur son ordre de passage, sur le retard éventuel des soins et elle expliquerait au malade ce qu'il n'a pas compris ou ce qu'il peut faire.

L'attente quotidienne, le contact avec la souffrance des autres, le manque de possibilité de s'isoler… sont difficiles à vivre. Il faudrait rendre les lieux plus accueillants et conviviaux.

En ce qui concerne l'accompagnement et l'écoute du malade, quand on arrive à l'hôpital, on est perdu dans les bâtiments et dans les locaux. Il manque une information globale sur l'établissement et les différents services proposés aux malades. Par exemple, il m'a fallu trois semaines pour apprendre inopinément qu'il y avait un service social (très efficace) et que je devais faire une demande de prise en charge à 100 %.

On est perdu dans les lieux mais aussi dans les personnes. J'ai compris quelle personne mettait en place le traitement physique, je n'ai pas trouvé à qui m'adresser en ce qui concerne la peur de la maladie. J'ai dû chercher quelqu'un à l'extérieur de l'hôpital.

Pourquoi à côté de l'équipe de soins n'y a-t-il pas une équipe qui prendrait l'écoute et l'aspect psychologique de la maladie en charge ? Pour dire la peur, l'inquiétude, l'incompréhension et la douleur. Pour participer à son traitement mais de l'intérieur de soi et non plus seulement subir. Quand on est malade, on est vulnérable physiquement et psychologiquement, on se protège, on n'ose pas. On craint la maladie et le pouvoir médical. Il faut du temps pour rétablir la confiance en soi et dans les autres.

Il manque une écoute du malade et un lieu où l'on puisse dire, parler de la maladie et chercher les moyens pour se battre et s'en sortir. Il me semble que travailler l'envie de guérir c'est soigner aussi.

En fait, j'ai vu que les moyens techniques dans la lutte contre le cancer sont très importants et que sans eux point de guérison. Vous mettez tout en œuvre sur ce plan-là. Mais j'ai ressenti qu'on oubliait de traiter la personne dans sa totalité, au risque d'assimiler le malade à un simple mécanisme en panne que l'on doit réparer.

Je me sens malhabile et parais ingrate vis-à-vis de ceux qui m'ont bien soignée en faisant preuve de qualités humaines et professionnelles. Je vous prie de m'excuser si mes propos accentuent les aspects négatifs de votre établissement mais j'aimerais que l'on diminue notre souffrance d'où qu'elle vienne. Quand on voit l'ampleur des moyens financiers mis en œuvre dans les techniques de pointe, il en faudrait peu pour améliorer le confort et l'aide au malade.

Je vous prie d'agréer, Monsieur le Directeur, l'assurance de mes salutations distinguées. »

Les propos de cette patiente expriment bien, avec nuance et déférence, sa souffrance, sa solitude mais aussi sa reconnaissance. La qualité, pour elle, est acquise dans le domaine de la maladie mais laisse à désirer dans celui plus indéterminé de la rencontre et de l'accompagnement du malade, c'est-à-dire le soin. Notons que la représentation qu'elle semble avoir du professionnalisme est très instrumentale vu qu'elle reconnaît ce professionnalisme tout en déplorant le manque d'écoute et de prise en compte de la souffrance.

La proposition formulée qui consisterait à placer *à côté de l'équipe de soins* une équipe qui *prendrait l'écoute et l'aspect psychologique de la maladie en charge* ne m'apparaît pas judicieuse. L'écoute ne peut relever de quelques spécialistes. Elle fait partie intégrante de la mission soignante, quel que soit le métier exercé. Il en va de même pour l'hygiène[15] qui ne peut être un *complément* aux actes mais qui est constitutive de ceux-ci. Les difficultés rencontrées par de nombreux soignants pour se montrer véritablement écoutants ne peuvent justifier de les décharger de cette fonction pour la confier à des *spécialistes de l'écoute*. En revanche, ceci invite à réaborder avec eux cette notion lors de réunions d'équipe ou de sessions de formation. Il s'agit alors de resituer l'écoute dans un ensemble complexe plus vaste, c'est-à-dire dans le *prendre soin*, en soulignant qu'il s'agit là d'un des fondements incontournables de toute pratique authentiquement soignante.

15. GODET B., « Éditorial », in *Soins*, n° 620, nov. 1997.

Cette remarque appelle un commentaire plus général sur le mot *relationnel* si fréquemment utilisé. Il l'est notamment dans l'expression étonnante et pourtant répandue *faire du relationnel*. Il ne peut, en effet, s'agir de *faire du relationnel* à côté d'actes techniques ou de gestes divers. Ce *faire* indique une césure, une disjonction entre le sujet et les actes qu'on lui destine. Il est dès lors incompatible avec la nature profonde de la démarche soignante où il s'agit d'*être relationnel* ou, pour le dire autrement, d'entrer en relation avec la personne pour l'accompagner et cheminer avec elle. Ceci met en exergue, une fois de plus, que le soin n'est pas la somme d'actes fragmentés, certains techniques, certains dits de base, certains éducatifs et d'autres, enfin, relationnels. La perspective soignante est absente lorsqu'un professionnel se rend au chevet d'un malade pour y poser des gestes laissant à d'autres la dimension relationnelle ou en la reportant à un autre moment. Même lorsque la charge de travail est très importante, nous pouvons expliquer au malade, de façon adéquate et délicate, les raisons de son empressement et se proposer de revenir plus tard, sans oublier néanmoins de tenir sa promesse. Cette explication toute simple témoigne d'une *attention particulière forcément fondée sur la relation*. Elle montre la disponibilité du soignant, non pas une disponibilité consommatrice de temps, mais bien celle qui reflète *la présence de l'un à l'autre* et la réelle intention soignante qui l'anime même si certains éléments seront différés dans le temps. À elle seule, cette explication suffit bien souvent à apaiser le malade, à garder sa confiance et bénéficier de sa compréhension.

Prendre soin de la personne forme un tout cohérent et indivisible où toutes les composantes sont liées, sont en interrelation et dans lequel ce qui est important ou ce qui est anodin relève de la perception qu'en a la personne soignée elle-même, en fonction du sens que prend ce tout dans la singularité de sa vie.

En certains endroits, les acteurs ont bien pris conscience que la qualité du service rendu nécessitait une pratique différente, plus véritablement soignante. Elle n'est pas forcément moins coûteuse lorsqu'elle dispose des moyens en personnels adéquats mais plus efficace sur le plan humain. Les moyens essentiels d'intervention qui y sont mis en valeur ne sont pas la technique ou la prescription médicamenteuse, même si ceux-ci ne peuvent en rien être négligés, mais bien les professionnels eux-mêmes et les ressources qui les caractérisent. C'est le cas, par exemple, de certaines unités de soins palliatifs ou de certains services de gériatrie. De façon plus large, c'est la situation qui prévaut dans tout type de structure où l'esprit soignant n'est pas inféodé à la logique techno-scientifique ou aux principes organisationnels mais où le *prendre soin* est posé comme valeur fondamentale et où l'ensemble, dans ses moindres rouages, forme un tout cohérent animé d'une même intention : le soin porté à la personne. L'accueil, l'écoute, la disponibilité et la créativité des soignants, combinés à leurs connaissances de nature scientifique et habiletés techniques, y apparaissent comme les déterminants essentiels d'un soin de qualité.

Une qualité à explorer pour un art à développer

Pour que la qualité de la pratique soignante comprenant, notamment, celle du soin infirmier, ne soit pas définie et appréciée sur des bases erronées, par exemple la conformité aux protocoles même scientifiquement établis, il reste essentiel que les professionnels s'attellent à révéler le contenu réel, le sens de leur *art soignant*, ce qu'il a en propre, afin que l'essence même de leur pratique ne soit pas oubliée, négligée voire dénaturée. Il leur appartient, dès lors, de prendre pleinement part aux débats pour *dire et montrer ce qu'est une perspective authentiquement soignante*.

De tels propos peuvent sembler incantatoires. Certains, ne voyant pas la nécessité de révéler la subtilité de l'art soignant, s'accordent d'emblée sur son caractère *difficile* et *complexe*. Méfions-nous néanmoins de cet imaginaire car la réalité est tout autre. Beaucoup croient savoir ce qu'est l'art soignant mais n'en ont, dans les faits, qu'une représentation erronée, fondée sur la médecine du *corps-objet*, des actes qu'elle nécessite et de la confusion qu'elle entretient entre santé et non-maladie. Il en résulte que les propos parfois qualifiés de *soignants* tenus par *ceux qui croient savoir* débouchent sur des décisions, des comportements, le recours à un certain type d'outils, des modalités d'organisation… qui ne sont pas du tout cohérents en regard de la pratique d'un tel art. C'est que, pour surprenant que cela puisse paraître, celui-ci est aujourd'hui encore méconnu. En effet, l'art soignant dans un contexte pluriprofessionnel d'une part, et dans l'environnement de la médecine techno-scientifique d'autre part, est, dans les faits, un art nouveau, naissant, balbutiant. C'est pour cela qu'il s'agit de le révéler, d'en montrer le contenu et l'intention qui l'anime. Cette dernière relève bien du désir engagé et militant d'offrir à la population et aux professionnels une pratique plus porteuse de sens et plus respectueuse des personnes, que celles-ci soient soignées ou soignantes. Il n'est donc pas étonnant que l'on ne sache pas grand chose sur cet art ou que l'on vive dans l'illusion d'un savoir.

Les professionnels, lorsqu'ils traitent de leur pratique respective, s'expriment essentiellement sur les actes qu'ils font. Ils n'abordent que rarement la rencontre et l'accompagnement dans leurs dimensions subtiles, existentielles. Ils en donnent ainsi une vision réductrice, laissant dans l'ombre l'aspect le plus complexe de leurs actions. Les travaux de recherche, quant à eux, restent très marqués par le *corps-objet*. Lorsqu'ils s'orientent vers d'autres voies, c'est le plus souvent de façon monoprofessionnelle alors que l'art soignant relève, par essence, d'une pratique pluriprofessionnelle. Il en résulte des résultats fragmentés, nécessairement réducteurs et dégageant parfois des parfums de corporatisme.

L'émergence et la reconnaissance d'un art soignant procèdent, dans le contexte actuel, d'une forme de révolution. Tout comme la démarche expérimentale de Claude Bernard au XIXe siècle représentait une rupture — non une évolution — avec la médecine d'Hippocrate, l'art soignant constitue une voie nouvelle. Celle-ci n'est néanmoins ni rupture ni rejet de la médecine scientifique. Elle est celle de la synthèse pluriprofessionnelle où les différents moyens, notamment ceux issus de la médecine bernardienne, sont mis en œuvre dans une perspective soignante.

Une voie nouvelle qui mène à l'exercice d'un art nouveau : voilà suffisamment d'éléments pour expliquer que le contenu réel de cette pratique authentiquement soignante est aujourd'hui méconnu — ou trop souvent mal connu — et que, dès lors, sa qualité ainsi que ses modalités d'organisation et les outils qui lui sont nécessaires restent essentiellement à explorer.

Définir la qualité

Utiliser le mot « art » pour qualifier la pratique soignante indique un travail qui procède à chaque fois d'une intention, celle de la création. Cela implique qu'une telle pratique n'est ni systématique, ni prédéterminée, ni scientifique. Si le recours à des connaissances scientifiquement établies n'est bien entendu pas exclu, cela ne signifie pas pour autant *appliquer* des connaissances scientifiques à une personne mais bien chercher à les lui *approprier*. L'art nécessite un professionnalisme avéré car il ne peut se limiter à une forme d'enthousiasme volontariste animé d'une créativité débordante. L'art soignant se fonde, entre autres, sur des connaissances et sur la capacité d'établir des liens entre différents éléments qui caractérisent une situation. Il s'agit donc de mettre en perspective la qualité et la création. Cette dernière étant, à chaque fois, une œuvre unique signant la compétence des soignants à *prendre soin* d'une personne dans la situation elle aussi unique, qui est la sienne.

Comment définir la qualité d'une œuvre unique, qui procède d'une rencontre et d'un accompagnement et dont la perspective n'est pas limitée à la non-maladie mais ouverte au déploiement de la santé ?

La qualité est parfois présentée comme l'*excellence* ou encore *ce qu'il y a de mieux*. On lui donne une connotation de *perfection* telle l'expression *le service était parfait*. De quel point de vue cette perfection ou cette excellence sont-elles exprimées ? S'agit-il des professionnels, des patients, de leurs proches, de l'administration, des organismes payeurs... ? Concernent-elles *une personne abordée dans sa singularité* ou procèdent-elles d'une appréciation portée sur *un groupe de personnes*, sur l'ensemble des malades d'un service et *abordés en général* ? Excellence ou perfection à quel coût, en quelles circonstances, en quel lieu ? Que penser, par exemple, de l'entreprise qui met au point un appareil électroménager *parfait* mais dont le prix de vente est tel qu'aucun ménage ne peut se le procurer ? Que penser, également, de produits médicamenteux *excellents* pour le traitement de telle affection mais dont l'utilisation est rendue quasiment impossible par son coût de production ? L'accessibilité à un produit ou un service fait également partie de sa qualité.

Il s'agit, également, d'apprécier cette excellence à un moment donné, car le temps écoulé fait naître parfois d'étonnants revirements d'appréciation. À titre d'exemple, celui qui quitte un restaurant en étant *totalement satisfait* du cadre, du service, des plats, des boissons, de l'addition et des relations qu'il a eues avec ses convives, exprimera, volontiers, avoir effectué un *excellent repas*. Il n'hésitera pas à déclarer qu'il reviendra en cet endroit de *qualité* et à le recommander à des amis. Qu'en sera-t-il de sa satisfaction si le lendemain il souffre d'une intoxication alimentaire ou s'il apprend, par la suite, que cet établissement rencontre quelques difficultés avec les services de contrôle de l'hygiène ?

Il en va de même dans la pratique soignante. N'est-ce pas plusieurs semaines, voire plusieurs mois après une intervention chirurgicale, par exemple, que le résultat réel de l'opération apparaîtra dans toute sa clarté, lorsqu'il sera vécu dans le déroulement de la vie quotidienne de la personne opérée et de ses proches, alors que ceux-ci avaient trouvé *excellent* le chirurgien et *parfait* le service auparavant ?

Laure Giacometti[16] nous rappelle qu'excellence et perfection sont des mots séduisants qui peuvent s'avérer redoutables dès qu'ils deviennent normalisés et didactiques. Ils sont dangereux car portent en eux la stabilité, la perfection donc la fin. Elle ajoute également que faire des efforts vers la qualité est le mieux que nous puissions faire en précisant que la qualité existe comme un continuum intervenant entre médiocrité et excellence. De ce fait, la qualité se dessine comme une ligne en perpétuel devenir. À l'image du temps, la qualité actuelle n'est déjà plus, il n'existe plus que celle à venir. Associer les mots redoutables, normalisés et didactiques appelle un commentaire. En effet, de bonnes procédures ne garantissent pas de bons résultats et les pédagogies fondées sur les normes et procédures risquent de faire apparaître ces dernières comme *une fin en soi*. De telles méthodes didactiques ne peuvent que difficilement participer à la formation et au développement de véritables soignants.

La littérature professionnelle se montre souvent plus abondante en matière d'évaluation de la qualité ou de son management que dans le domaine plus fondamental de la qualité elle-même. Cela témoigne de sa complexité mais peut également expliquer la dérive initiée par ceux qui fondent l'évaluation, le management et les actions qui s'en suivent sur des bases conceptuelles fragiles.

Dans l'un de ses nombreux écrits, Alexandra Giraud expose que :

« si l'on accepte l'hypothèse qu'évaluer les soins consiste à apprécier leur qualité, on se heurte à la définition de cette dernière. Comme tout ce qui relève de l'essence, la qualité est une notion élu-

---

16. Giacometti L., *Les chemins de la qualité — comment aborder la qualité des soins infirmiers à partir de la nature du soin ?* Mémoire de fin de formation d'Infirmière Générale, École nationale de la santé publique (ENSP), Rennes, 1992, pp. 43 et 49.

sive, difficile à définir et qui varie dans le temps, dans l'espace, ainsi que suivant les personnes et les points de vue [...] À un endroit donné, la *qualité* d'un même épisode de soin pourra être appréciée très différemment suivant qu'il s'agit d'un médecin ou du malade. »[17]

L'auteur précise avec raison que l'on ne peut néanmoins se réfugier derrière cette difficulté pour renoncer à toute démarche d'évaluation.

Dix ans plus tôt, lors de ses travaux au sein du Bureau régional européen de l'Organisation mondiale de la Santé (OMS), Henri Vuori explore les différentes facettes de la qualité. Se référant à plusieurs auteurs, il rejoint A. Donabedian[18] en exprimant que :

« Les choses étant ce qu'elles sont, les définitions peuvent exprimer pratiquement tout ce que l'on veut, bien qu'elles traduisent en général les valeurs et les objectifs du corps médical et ceux de la société à laquelle il appartient. On comprend donc que certains aient été jusqu'à proposer de rejeter en bloc le concept de qualité parce qu'il dépend trop des valeurs qui y sont attachées et qu'il empêche, plutôt qu'il ne facilite, une claire vision des choses. Il est peut-être impossible de trouver une définition qui satisfasse tout un chacun. Par conséquent, quiconque utilise le concept de qualité doit préciser clairement ce qu'il entend par là : qualité pour qui, définie par qui, destinée à quoi, et de quelle qualité s'agit-il. »[19]

Procédant à une analyse comparative entre différents pays, l'auteur constate :

« Ce concept diffère beaucoup d'un pays à l'autre. Les pays pauvres, quel que soit leur système politique, donnent la priorité à l'équité et il arrive même qu'ils considèrent une haute qualité scientifique et technique comme un luxe qu'ils ne peuvent s'offrir; les pays riches, quant à eux, insistent sur la haute qualité des actes médicaux, c'est-à-dire sur le recours à une technologie de pointe et à la spécialisation, même si nombre d'entre eux commencent à douter du bien fondé de l'option qui consiste à offrir à tous des soins de

17. GIRAUD A., « Origines et définitions de l'évaluation en médecine », chapitre rédigé dans l'ouvrage collectif *Évaluation de la qualité en psychiatrie*, sous la direction de Viviane Kovess, Economica, Paris, 1994, pp. 38.
18. DONABEDIAN A., « Evaluating the quality of medical care », in *Milbank Memorial Fund quartely*, 44, 1966, pp. 166-206.
19. VUORI H., *L'assurance de la qualité des prestations de santé*, publication de l'OMS, « La santé publique en Europe », n° 16, Bureau régional de l'Europe, Copenhague, 1984, pp. 35.

la meilleure qualité. [...] On a même déclaré officiellement qu'il serait possible de diminuer dans de nombreux cas la qualité scientifique et technique des soins sans porter aucunement préjudice aux bénéficiaires de ces soins. »[20]

Ces propos reposent la question de l'adéquation réelle des moyens mis en œuvre ainsi que celle de leur coût. Ils interrogent également l'orientation privilégiée par les professionnels : ceux-ci font-ils des soins ou sont-ils soignants ? La question de fond revient ainsi sans cesse : *s'agit-il de la qualité des actes posés et des moyens déployés pour traiter le corps-objet ou s'agit-il de la qualité du soin qui se traduit par la rencontre et l'accompagnement d'une personne singulière et à nulle autre pareille dans une perspective de santé ?* Si le soin inclut bien évidemment des actes, ces derniers ne comprennent pas forcément le soin.

Concevoir la qualité dans une perspective soignante

Si l'on me demandait d'exprimer ce qu'est pour moi la qualité de la pratique soignante, je commencerais par souligner sa complexité, sa subtilité, sa dynamique, son contexte politique, culturel, social, juridique, organisationnel, économique... bref, autant d'éléments mentionnés plus haut. Je ne pourrai, néanmoins, m'empêcher de faire appel aux travaux de Reerink aux Pays-Bas[21] essentiellement pour une forme de définition qui y est citée, qui n'est pas habituelle et qui à vrai dire m'interpelle : « *La qualité c'est comme la beauté, elle est dans l'œil qui regarde* ». Ceci nous rappelle que la perception que nous avons de la beauté d'une personne ou d'un objet est déterminée par l'œil qui regarde et toute la subjectivité qui l'anime. N'en est-il pas de même pour la pratique soignante ? La qualité réelle de celle-ci, y compris celle des actes posés, n'est-elle pas, en définitive, déterminée par le regard de la personne soignante qui croise et rencontre celui de la personne soignée et qui permet une forme d'*apprivoisement* réciproque propice au cheminement et à la recherche commune du *préférable* au-delà des normes établies ? La qualité ne se

20. *Op. cit.*, pp. 125.
21. Reerink E., *L'assurance de la qualité des soins aux Pays-Bas*, Les cahiers du GERM, n° 192, Bruxelles, 1985.

trouve-t-elle pas là en définitive dans la juste et délicate appréciation de ce qu'il est préférable de faire ou d'envisager dans une situation donnée compte tenu des différents paramètres de celle-ci ? N'est-ce pas de ces regards à la fois complices, compréhensifs et confiants que vont naître des *talents soignants* engendrant des actions utiles, pertinentes et aidantes ou, pour le dire autrement, porteuses de sens pour l'une comme pour l'autre ? Bien sûr, les regards qui se croisent ne sont pas suffisants *en tant que tels*. Mais *quelle est l'utilité réelle des connaissances et habiletés techniques si celles-ci ne se transforment pas en talents permettant l'œuvre unique de création que constitue l'art de prendre soin d'une personne dans la situation singulière qui est la sienne ?* L'œil qui regarde et qui est animé du souci d'une attention particulière, d'une aide subtile et appropriée permettant le déploiement de la santé, cet œil-là est tourné vers la qualité, est animé d'un désir de qualité ce qui est certainement le déterminant majeur — quoique non exclusif — d'une pratique soignante porteuse de sens pour tous ceux qui la vivent, c'est-à-dire d'une pratique s'inscrivant dans une dynamique de qualité.

La question du **sens** est à nouveau posée. Une telle notion, pour abstraite qu'elle puisse paraître, ne peut être absente des définitions et travaux relatifs à la qualité. En effet, les professionnels peuvent déployer de très nombreux moyens, parfois extrêmement sophistiqués, alors que ceux-ci ne seront que d'une efficacité toute relative s'ils ne prennent pas de sens pour la personne concernée. Si la qualité technique et scientifique de tels moyens peut se situer à un très haut niveau, la qualité soignante de ces mêmes moyens peut, en revanche, s'avérer médiocre. Que penser, par exemple, de l'acte médical où le diagnostic posé est correct et la thérapeutique prescrite adéquate mais où le patient, après avoir acheté les médicaments prescrits, ne les prendra pas ou de façon aléatoire ? Il en va de même dans les services de distribution de repas à domicile. Si ceux-ci sont bien équilibrés d'un point de vue diététique, et livrés au bon endroit, à l'heure prévue et à la température correcte, nous ne savons pas grand chose sur la prise réelle des repas par les personnes ni sur les conditions dans lesquelles ils seront conservés. On m'objectera avec raison que l'on ne peut tout vérifier ou tout faire à la place des autres. La question n'est cependant pas celle du contrôle ou de l'assistanat, mais bien celle de la qualité réelle et efficace du service rendu. Elle renvoie à celle du sens, à la patiente, délicate, complexe… quête du sens.

Dans le même ordre d'idée, que penser de la situation où le professionnel se limite à la demande du malade, y répond pour lui *faire plaisir* ou pour ne pas trop subir la pression de son entourage. Il peut ainsi, par exemple, prescrire des médicaments alors qu'il sait qu'une telle prescription est injustifiée et coûteuse pour la collectivité. Faire plaisir n'est pas suffisant pour *prendre soin* même si le plaisir ne peut en être absent. Une telle prescription ne témoigne-t-elle pas d'une forme de démission du professionnel face à une demande d'aide ou d'écoute mais qui est exprimée de façon maladroite, stéréotypée et se traduisant par une attente matérielle ? Que de fois de telles demandes n'expriment-elles pas que le malade ou ses proches ont le sentiment de se trouver face à un professionnel auquel ils n'osent pas, à tort ou à raison, se dévoiler davantage par une parole plus explicite. Il ne s'agit pas par ces propos d'adresser des reproches aux professionnels qui agissent de la sorte. J'ai conscience des pressions subies, des habitudes répandues et des attentes parfois ambiguës de la population. Il n'en demeure qu'un cheminement vers plus de qualité implique une réflexion sur de telles pratiques afin que celles-ci puissent évoluer.

Le sens, la quête de sens sont complexes et donnent une tonalité particulière à la tentative d'aide que le soignant se propose d'apporter. Les professionnels ne sont pas toujours formés ou prêts à remplir une telle mission. Le contexte dans lequel ils exercent leur métier n'est pas toujours aidant non plus. Mais la quête de sens est incontournable dans une pratique véritablement soignante et elle ne peut se résumer aux moyens mis en œuvre. Il convient dès lors de rester conscient que *tout faire pour un malade* n'équivaut pas à lui offrir une prestation de qualité. Il en va de même dans la vie de tous les jours où certains s'expriment parfois de façon désabusée : *j'ai tout fait pour toi* ou *après tout ce que j'ai fait pour toi ou encore nous avons tout fait pour nos enfants, ils n'ont manqué de rien et voilà la façon dont ils nous remercient*… Le contenu de ce *tout faire* était-il néanmoins adéquat, ne masquait-il pas un aveuglement face à l'essentiel, n'enfermait-il pas dans une relation autoritaire ou étouffante, n'exprimait-il pas le seul désir de ceux qui *faisaient tout* empêchant de détecter les désirs de l'autre, permettait-il de déceler ce qui aurait pris du sens dans la vie des personnes auxquelles s'appliquait ce *tout faire* ?

Une pratique soignante, qu'elle soit infirmière ou autre, ne peut donc faire l'impasse sur cette notion de sens et la subjectivité qu'elle contient. C'est à la personne qu'il convient d'apporter de l'aide et non seulement à son corps. Les soignants se trouvent ainsi engagés dans la mission complexe et subtile qui consiste à tenter d'aider les personnes dans leur existence respective pour qu'ils puissent, parfois momentanément, parfois durablement, se créer un mode de vie compatible avec l'état du corps qui est le leur. Là se trouvent le cœur de la pratique soignante et ce qui en fait sa qualité. C'est dire que cette dernière ne peut être *maîtrisée* dans sa totalité car cela équivaudrait à maîtriser la subjectivité et la subtilité, autant dire à les nier l'une et l'autre. S'il ne convient pas de *maîtriser*, il est néanmoins possible d'agir pour que chaque soignant soit créateur de qualité de par l'orientation qu'il donne à sa pratique et de par l'intention qui l'anime. Une telle création nécessite des options organisationnelles permettant à chacun de disposer d'un espace de liberté judicieux propice à une pratique de type artisanale.

Dès lors, qu'est-ce que la qualité du soin? Souvenons-nous qu'elle procède d'une rencontre et d'un accompagnement dans lesquels des professionnels soignants remplissent leur fonction d'expert et de conseiller et utilisent les ressources qui sont les leurs, notamment mais pas exclusivement, de nature technique et scientifique. Ils mettent en œuvre leurs ressources afin de venir en aide à une personne pour que celle-ci puisse déployer sa santé, ce qui ne peut être confondu avec la non-maladie. Un tel déploiement s'inscrit dans la quête de sens de la vie de chacun et tient compte des ressources propres à la personne, ce qui dépasse le cadre de la seule réponse à ses besoins. Souvenons-nous, également, que la pratique soignante s'inscrit dans un contexte politique, économique et organisationnel influençant cette pratique.

Un essai de définition peut ainsi être proposé :

Une pratique soignante de qualité est celle qui prend du sens dans la situation de vie de la personne soignée et qui a pour perspective le déploiement de la santé pour elle et pour son entourage. Elle relève d'une attention particulière aux personnes et est animée par le souci du respect de celles-ci. Elle procède de la mise en œuvre cohérente et complémentaire des ressources diverses dont dispose une équipe de professionnels et témoigne des talents de ceux-ci. Elle s'inscrit dans un contexte politique, économique et organisationnel aux orientations, moyens et limites pertinents et clairement identifiés.

Il ne s'agit pas là d'une définition descriptive mais bien d'une proposition conceptuelle. En effet, toute tentative de définition de la qualité de la pratique soignante en général, ou du soin infirmier en particulier, ne peut être que tronquée lorsqu'elle se veut détaillée ou lorsqu'elle ambitionne une traduction concrète et exhaustive dans des outils de mesure parfois très sophistiqués. Si ces derniers sont indéniablement utiles pour apprécier une partie de la pratique — mais une partie seulement — ils sont fondés sur des aspects macroscopiques, essentiellement les actes posés voire la satisfaction des patients, mais laissent dans l'ombre l'essence même de la démarche soignante, celle qui aboutit à rencontrer et à accompagner une personne en vue de déployer sa santé. Une telle démarche, si elle n'est pas mesurable n'en est pas moins évaluable. L'appréciation de sa qualité ne relève pas alors d'outils de mesure mais de démarches d'évaluation.

Le reproche fréquent adressé aux approches conceptuelles est celui d'apparaître abstraites, de manquer de caractère opérationnel, c'est-à-dire de ne pas indiquer *comment faire*. Si les préoccupations pragmatiques sont bien entendu légitimes, celles-ci ne peuvent faire l'impasse sur un approfondissement des concepts. Une telle impasse mène à des pratiques dénuées de sens — insensées — car leurs visées manquent de recul et de pertinence. Que de décisions, que d'outils, que de modalités d'organisation… ne témoignent-ils pas d'une forme de précipitation et s'avèrent, en fin de compte, souvent plus coûteux, démotivants voire discréditants.

Nous pouvons soumettre cet essai de définition aux questions recommandées par Henri Vuori et formulées dans l'extrait de texte cité plus haut :

– **qualité pour qui?** Pour les professionnels soignants, pour les personnes auxquelles ils s'adressent et pour les différents acteurs politiques, économiques et gestionnaires participant, par leurs orientations et leurs choix, aux conditions de développement de la qualité du soin offert à la population;

– **définie par qui?** Par un professionnel de la santé;

– **destinée à quoi?** À enrichir et à alimenter la réflexion et le débat professionnel ou public sur les exigences associées à une pratique soignante qui souhaite être qualifiée de qualité;

– **de quelle qualité s'agit-il?** De celle de la pratique soignante pluriprofessionnelle, c'est-à-dire celle du soin porté à la personne dans une perspective de santé et non celle des soins faits à la personne dans un but de non-maladie.

Il ne me semble pas utile de proposer une définition plus spécifiquement infirmière dans la mesure où l'essence de la pratique soignante est identique pour tous les soignants, quels qu'ils soient. Ce qui différencie le soin infirmier de la pratique des autres soignants, c'est la nature des moyens utilisés, non l'intention sous-jacente.

LES DÉTERMINANTS DE LA QUALITÉ

Pour étayer le contenu de la définition proposée, un certain nombre de déterminants de la qualité peuvent être identifiés. Le mot déterminant signifie ici *élément qui participe à la production d'un résultat*. Un déterminant est composé de plusieurs facteurs qui exercent un rôle essentiel dans la réalisation d'une action.

Pour identifier ces déterminants et sans prétendre à aucune exhaustivité vu la multiplicité des facteurs et des situations, je partirai d'un exemple concret permettant de mettre en évidence un maximum d'éléments pouvant avoir une influence sur la qualité de la démarche entreprise par les professionnels.

Prenons la situation d'une femme de quarante ans, mariée, mère de deux enfants et qui se fait renverser par une voiture en fin d'après-midi en rentrant de sa journée de travail. Elle est la victime fortuite d'un conducteur automobile inattentif. Il en résulte que la patiente présente de multiples contusions, une fracture ouverte du tibia péroné ainsi qu'une fracture de l'épaule et du crâne. Elle ne perd pas connaissance.

Quels vont être les déterminants de la qualité de la pratique soignante dans pareille situation? Voyons tout d'abord les différents éléments qui se succèdent :

Accident de la circulation avec lésions corporelles

↓

Appel des secours

↓

Arrivée des secours

↓

Premiers soins sur place et constat de police

↓

Transport à l'hôpital

↓

Accueil au service des urgences et appel de la famille

↓

Investigations et diagnostics

↓

Décision d'opérer, choix de l'équipe chirurgicale, préparation de la patiente et du matériel

↓

Anesthésie

↓

Intervention chirurgicale

↓

Réveil et suivi postopératoire

↓

Transfert en unité de soins

↓

Accueil dans l'unité de soins et installation en chambre

↓

Décours de l'hospitalisation comprenant l'intervention des différents professionnels

↓

Transfert en service de réadaptation

↓

Décours du processus de réadaptation (rééducation fonctionnelle, réinsertion sociale, réintégration professionnelle)[22]

↓

Retour à domicile

↓

Soins à domicile ou ambulatoires

↓

Reprise de l'activité professionnelle

↓

Suivi régulier

↓

Fin de l'intervention des professionnels

↓

Capacité de la personne de *prendre soin* d'elle-même dans sa nouvelle situation, de tirer les enseignements relatifs à cette expérience de vie et de les partager avec d'autres.

22. HESBEEN W., *La réadaptation — aider à créer de nouveaux chemins*, Seli Arslan, Paris, 2001.

Prendre soin de cette personne, cheminer avec elle depuis le moment de l'accident jusqu'à ce qu'elle puisse reprendre ses différentes activités professionnelles ou autres et de créer un mode de vie compatible avec son état et sa situation personnelle, relève d'une multitude de facteurs dont l'inventaire précis s'avère fastidieux. Un tel inventaire est néanmoins nécessaire dans le cadre de démarches opérationnelles que celles-ci concernent la mise en œuvre du service rendu à la population ou son évaluation. Notons ici quelques exemples de la variété de ces facteurs qui s'étendent, entre autres :

– de l'instauration d'un système d'appel des secours à l'organisation de ceux-ci et à la distribution géographique des structures ;

– de la formation, de la qualification, du comportement et de la compétence des professionnels à l'organisation de la permanence de leur présence et de leur complémentarité ainsi que de la circulation de l'information entre eux ;

– de la conception architecturale des établissements de soins à l'hygiène et la sécurité qui y règnent ;

– de la nature du traitement appliqué à la prise en compte de la douleur ressentie et de la souffrance vécue ;

– du confort des chambres, de l'intimité qu'elles permettent à la qualité de la literie, du linge et du matériel divers ;

– des horaires des différentes activités à la nature et la qualité des repas et collations ;

– des moments et possibilités de loisirs à l'accueil réservé aux visiteurs et facilités qu'ont ceux-ci de se rendre dans l'établissement par le recours à des transports en commun aisés ou la mise à disposition en nombre de places de parking ou encore de logements de proximité ;

– du système de couverture sociale et de réparation du préjudice subi à l'organisation d'une aide à domicile pour les enfants et le ménage ;

– de l'accompagnement psychologique, spirituel ou philosophique de la personne accidentée à l'aide apportée aux proches dans leur propre souffrance ;

– …

Certains de ces facteurs peuvent sembler secondaires eu égard entre autres à ce qui apparaît primordial : sauver la vie de la personne et réparer son corps. Si cet aspect ne peut bien entendu être minimisé, les autres éléments ne peuvent l'être également même s'il convient d'établir des priorités, notamment en fonction des moyens disponibles. En certains cas — qui ne sont pas rares — les aspects considérés comme accessoires occupent une place prépondérante dans la préoccupation d'un patient et de ses proches. À titre d'exemple, le nombre de places de parking ou d'ascenseurs pour rejoindre les étages peut être perçu comme un détail en regard de la performance techno-scientifique d'un hôpital. Et pourtant, que de difficultés un tel détail ne génère-t-il pas auprès des personnes notamment âgées dont la mobilité est ralentie ou la station debout pénible. Un visiteur inquiet, exaspéré, voire en souffrance, ne peut que difficilement apporter de la sérénité à la personne soignée.

Les classes de déterminants

La situation décrite plus haut permet d'identifier quelques grandes classes de déterminants qui vont tous, à des degrés divers, concourir à un soin de qualité. Toute classification comprend une part d'arbitraire et certains facteurs, selon la perception que l'on en a, pourraient être attribués à l'une plutôt qu'à l'autre Ces classes ne me semblent pas pouvoir être hiérarchisées dans la mesure où tous les facteurs qui les composent sont interreliés et ont tous leur importance. Comme en d'autres domaines, on retiendra que la chaîne de la qualité du service offert ne sera pas plus solide que le plus faible de ses maillons.

Je retiendrai ici sept grandes classes, soit des déterminants liés :

1. aux aspects politiques et économiques
2. à l'organisation concrète des structures
3. aux réflexions philosophiques et connaissances techniques et scientifiques
4. à la formation des professionnels
5. au comportement et à la compétence des acteurs
6. à la personne soignée et à ses proches
7. aux méthodes de recueil d'informations sur les pratiques et aux démarches d'évaluation.

Si les classifications présentent l'avantage d'un exposé plus explicite et plus systématique des concepts ou des idées, elles font néanmoins courir le risque d'une approche fragmentée. Elles peuvent induire de ce fait l'illusion de l'indépendance des déterminants, un peu comme si chacun d'eux pouvait exister seul, en tant que tel, à l'état pur. Rappelons-nous que la complexité de la question abordée n'autorise pas de mutiler la réalité en isolant un élément de l'ensemble de son contexte ni d'en identifier un qui serait la source de tous les problèmes ou la clé de toutes les solutions.

À nouveau, sans prétendre à aucune exhaustivité, je reprendrai ci-après différents facteurs composant les classes de déterminants. Certains de ceux-ci seront davantage développés dans les chapitres suivants.

Les aspects politiques et économiques

Le terme *politique* est entendu ici au sens noble, au sens premier, c'est-à-dire l'*organisation de la vie de la cité*. Une telle organisation comprend les aspects culturels liés à tel ou tel type de société. La question qui est posée à ceux qui ont fait le choix d'exercer une fonction politique, c'est-à-dire une fonction au service de l'organisation et du développement de la cité, est en premier lieu celle de la santé. Elle s'exprime par *comment pouvons-nous penser, organiser, développer la vie de la cité pour que celle-ci soit propice au déploiement de la santé des citoyens qui y vivent?* Il s'agit bien de la question première, celle qui, après une réflexion philosophique sur la vie de l'humain, permet de donner du sens à toutes les autres questions que doivent traiter les politiciens. C'est de cette question que peut naître un projet de société ainsi que l'ensemble du cadre législatif et réglementaire. C'est à partir de cette question que peut être observée la hiérarchie des valeurs dont celle de la place accordée à la personne, quelle qu'elle soit, dans la société. C'est ainsi que certains choix politiques ne témoignent pas d'un haut niveau d'estime à l'égard de certaines personnes. Que penser, par exemple, de certains établissements pour personnes âgées, où résidants et professionnels vivent quotidiennement la dure réalité d'une insuffisance notoire de moyens et de la dépréciation d'un lieu d'exercice professionnel encore trop souvent dévalorisé. *Le niveau de développement d'une société s'apprécie à ce que l'on fait des plus démunis des siens*. Cette phrase attribuée à Winston Churchill montre l'importance des choix politiques, leurs valeurs sous-jacentes et leurs répercussions sur la vie des personnes.

Placer la santé comme question première de la politique n'est pas exempt de risques dans la société médicalisée que nous connaissons aujourd'hui. En effet, la confusion entre santé de la personne et non-maladie du corps est bien imprégnée dans les représentations du plus grand nombre et dans le cadre législatif actuel. La santé semble toujours relever essentiellement, voire exclusivement, de la seule compétence des médecins et paramédicaux alors qu'une institutrice ou un gardien de la paix, par exemple, peuvent eux aussi pleinement inscrire leur métier respectif dans une perspective de santé de la population. C'est dire que les politiciens, mais aussi l'Administration qui les entoure, se doivent, en premier lieu, d'enrichir leur représentation. Il s'agit bien de la santé de la personne et non de l'absence de maladie du corps des humains. Si une telle clarification n'est pas opérée, elle peut déboucher sur des pratiques totalitaires, tel l'hygiénisme par exemple, qui iraient à l'encontre de la santé de la population car on lui imposerait un mode de vie dont l'objectif ne serait pas une *allure de vie dans l'existence* mais bien la préservation des organes et fonctions qui composent les corps. Une telle dérive a été observée avec la montée du nazisme illustrée, entre autres, par l'élaboration en 1939 par le médecin général des Jeunesses hitlériennes des dix commandements relatifs à la *santé*. Ceux-ci ont été présentés par Jacques Attali dans l'un de ses ouvrages :

« 1. Ton corps appartient à la nation, ton devoir est de veiller sur toi-même.

2. Tu dois rester propre, être en bonne santé et « en forme ». Le soleil, l'air pur et l'eau t'aideront.

3. Soigne tes dents. Une denture saine et éclatante sera ta fierté.

4. Mange souvent des légumes, des salades et des fruits crus bien lavés. Ils contiennent tous les principes nécessaires à la santé.

5. Bois des jus de fruits. Évite le café et les excitants.

6. Évite l'alcool et le tabac. Ce sont des poisons.

7. Pratique la culture physique. Tu resteras toujours dynamique.

8. Tu dormiras neuf heures chaque nuit.

9. Aide-toi d'abord toi-même. En cas d'accident, tu seras toujours utile à un camarade plus touché que toi.

10. N'oublie pas, avant toute chose, que ton devoir est de veiller à ta santé. »[23]

---

23. ATTALI J., *L'ordre cannibale*, Grasset, Paris, 1979, pp. 21-217.

Les propos tenus et décisions prises au nom de la santé publique — la santé du public — épousent parfois des formes terroristes dont la finalité n'est pas la santé de la personne mais l'intégrité de son corps. Que de grands pays, présentés comme démocratiques, ne s'adonnent-ils pas à ces méthodes pourtant peu respectueuses de celui qui chemine dans sa vie. Que de professionnels n'adoptent-ils pas des comportements semblables, ponctués par des reproches et propos moralisateurs, les privant, de ce fait, de la possibilité d'une rencontre et d'un accompagnement de la personne en souffrance. Leur pratique est étrangère à celle d'un soin de qualité.

L'aspect économique est très lié à celui de la politique. Au nom de l'économie — ce que Paul Rousseaux définissait comme la science de la rareté[24] — des choix doivent également être opérés et hiérarchisés. La pertinence de ces choix mérite d'être questionnée. Puisque les ressources ou les moyens sont rares, c'est-à-dire qu'ils ne sont pas infinis, inépuisables, comment les utiliser judicieusement, dans quelle perspective, pour quel projet? La médecine techno-scientifique, sûre à certains moments de la supériorité de son ambition, a absorbé des moyens considérables au détriment, parfois, d'activités ou secteurs moins sophistiqués ou spectaculaires mais tout aussi nécessaires — voire plus — pour une aide à vivre à la personne en difficulté.

C'est au nom de la qualité — mais de quelle qualité s'agit-il? — que certains choix sont opérés engendrant des coûts exorbitants. Dans certaines structures, l'acquisition de moyens techniques de pointe engendre l'amertume voire la démotivation de certains professionnels qui, quotidiennement, exercent leur métier dans des locaux vétustes ou inadaptés et sont confrontés, régulièrement, à la pénurie de petits matériels pourtant indispensables.

C'est sous forme anecdotique qu'Henri Vuori mentionne les risques liés à l'inadéquation des moyens choisis même lorsque ceux-ci le sont au nom de la qualité. Il se réfère ainsi à un article de R.H. Brook dans lequel l'auteur s'interrogeait sur la pertinence des démarches d'assurance-qualité entreprises par le corps médical aux États-Unis dans les années 70. Ces démarches allaient-elles véritablement permettre d'améliorer la santé de la population au vingt et

---

24. ROUSSEAUX P., *Économie politique générale*, Duculot et Cabay, Louvain-la-Neuve, 1980.

unième siècle ? Brook propose ainsi un communiqué de presse fictif qu'il datait alors de 1999 et révélant que :

« Le congrès des États-Unis aurait adopté alors une loi qui obligeait les médecins à arborer en tout temps un badge portant l'inscription « je mets votre santé en danger — Attention ». Cette loi constituait selon le communiqué, l'aboutissement de l'évolution entamée dans les années 70 avec les premiers efforts d'assurance de la qualité : les critères rigoureux de qualité des soins amenaient à y consacrer plus de 50 % du produit national brut et nuisaient à la santé de la population du fait de nouvelles maladies iatrogéniques et de la diminution des ressources que chacun pouvait utiliser pour acheter en suffisance des produits indispensables, alimentaires par exemple ! »[25]

Tous ces propos soulignent la nécessité d'une orientation politique et de choix économiques raisonnés, attentifs à la singularité de la personne et qui ne soient pas dominés par les actes ou une technologie de pointe, voire avant-gardiste. Le paradoxe n'est-il pas de constater qu'en certaines circonstances une pratique plus attentive et plus écoutante, disposant de moyens réduits, offre un meilleur niveau de qualité soignante pour un coût moindre. Ceci invite à explorer davantage l'option qui consiste à développer la perspective soignante en vue d'offrir un service de meilleure qualité permettant également de diminuer les dépenses ou, tout au moins, de freiner leur évolution.

L'organisation concrète des structures

Les structures, qu'elles soient hospitalières ou extra-hospitalières, regorgent de facteurs concourant à la qualité de la pratique soignante. L'organisation de telles structures n'est pas aisée car elle concerne des domaines très pratiques ou instrumentaux ainsi que des aspects beaucoup plus immatériels, tels l'état d'esprit qui y règne et la cohérence de l'ensemble.

25. BROOK R.H. *et al.*, « Quality assurance in the 20th century : will it lead to improved health in the 21st? », in *Egdahl, R.H. & Gertman, P.M.*, Quality assurance in health care, Germantown, M.D., Aspen systems corporation, 1976, cité par Henri Vuori, *op. cit*, pp. 39.

L'accent me semble en premier lieu devoir être mis sur l'orientation générale de la structure. Celle-ci est-elle animée d'un **esprit soignant** présent dans tous les rouages et services de l'établissement, c'est-à-dire un **esprit d'attention aux personnes, de respect de celles-ci qu'elles soient soignées ou soignantes ou exerçant un métier de type logistique**? Une telle orientation fait souvent l'objet de généreuses déclarations d'intention. Ces dernières ne manquent pas de placer le malade au centre ou au cœur des préoccupations. S'il ne m'appartient pas de mettre en doute la sincérité de telles déclarations, force est néanmoins de constater que le bât blesse dans leur mise en œuvre concrète et dans la cohérence entre les propos et les actes et comportements. Pour atténuer la sévérité de ce constat, rappelons-nous que l'ensemble est complexe et qu'un directeur général, par exemple, peut être très sincèrement animé d'une intention soignante et, dans le même temps, se heurter à des intérêts partisans, à des querelles de pouvoirs et à des comportements individuels non compatibles avec une telle orientation. **La question qui se pose malgré tout à chaque acteur et à chaque sous-groupe d'acteurs est celle de la cohérence** : mon comportement individuel, notre fonctionnement d'équipe, notre projet de service, nos modalités d'organisation, le recours à tel ou tel outil... sont-ils propices à l'émergence d'une pratique soignante authentique?

Cette question de fond particulièrement déterminante pour un soin de qualité est à mettre en rapport avec une multitude d'aspects concrets. Retenons par exemple :

– l'espace de liberté consenti à chaque professionnel pour qu'il puisse être acteur, créateur de qualité; un tel espace n'est pas à confondre avec une indépendance totale mais relève pour chacun d'avoir la possibilité de prendre des initiatives pertinentes et d'adapter sa pratique aux circonstances qui se présentent à lui.

– l'orientation donnée aux projets d'établissement, de services, de soins infirmiers... La préoccupation du soin, celle du *prendre soin des personnes*, est première et permet de décliner les options gestionnaires, médicales, infirmières ou autres. C'est dans cette perspective-là que le mot projet prend son sens véritable, porteur de sens pour l'ensemble. Il ne se limite pas à des programmes plus ou moins complémentaires et cohérents ni à des plans d'actions.

– l'architecture de la structure et des services pensée pour une circulation aisée des personnes et des matières, pour favoriser la convivialité, la discrétion voire l'intimité. Propice aussi à la rencontre quotidienne des soignants afin qu'il puisse *discuter* ou *tenir conseil* [26] en vue de chercher le *préférable* dans les différentes situations de vie qu'ils côtoient.

– l'entretien, l'hygiène, la sécurité, les différentes techniques de soins ou autres… et les procédures ou protocoles qu'ils nécessitent.

– le recrutement des professionnels, leur accueil, leur affectation, leur évaluation, leur mobilité. La dotation en effectif, l'organisation des horaires, leur amplitude… bref, tout ce qui s'inscrit dans la gestion du personnel avec tout ce que cette gestion peut porter comme valeurs et toutes les cohérences ou incohérences qu'elle peut révéler; aussi leurs modalités de travail et l'importance accordée soit à la tâche à effectuer, soit au soin à porter.

– les moyens matériels divers et la façon dont les services sont approvisionnés afin de limiter les pertes d'énergie liées à des modalités d'approvisionnement inadéquates.

Les réflexions philosophiques et connaissances techniques et scientifiques

Les soignants sont des êtres de ressources et ce sont celles-ci qu'ils vont mettre au service de la personne par l'attention, le soin qu'ils lui portent. Ces ressources sont de natures diverses, elles ne sont pas acquises une fois pour toutes et ne relèvent pas uniquement du contexte professionnel. Ce qu'un soignant vit dans sa vie de tous les jours participe à l'enrichissement de ses ressources. Cet enrichissement n'est cependant pas automatique. Il demande un effort de réflexion et de documentation. L'expérience, en tant que telle, ne crée pas de la connaissance. Si elle participe à l'acquisition d'une certaine habileté, une certaine dextérité dans les gestes posés, l'expérience, pour participer à l'enrichissement des connaissances de la personne, nécessite d'être réfléchie, discutée, conceptualisée. Que de professionnels n'affichent-ils pas une longue expérience de la pratique de leur métier sans pouvoir, pour autant, tenir une parole

26. LEROY C., LHOTELLIER A., *La relation de conseil — le conseil sans conseils*, Privat, Toulouse, 1973, pp. 19.

conceptualisée témoignant de leur prise de recul ou de la hauteur d'un point de vue.

La réflexion philosophique est celle qui permet de se poser des questions ou de mieux les formuler à propos de la vie des humains et de tout ce qui fait la richesse mais aussi la détresse de notre humanité. Une telle réflexion est incontournable dans les métiers soignants dès lors que ces derniers veulent résolument s'adresser à une personne et non seulement au corps de celle-ci. Des espaces de discussion sur la réalité de notre humanité et sur l'engagement citoyen que cela implique pour les professionnels de la santé — au service de la santé — s'avèrent dès lors indispensables dans une démarche de qualité.

Les connaissances techniques et scientifiques relèvent, d'une part, de l'appropriation de savoirs établis et de l'actualisation de ceux-ci. Elles relèvent, également, de la recherche qui ne se limite pas aux seules méthodes expérimentales. Si la recherche sur le fonctionnement du corps humain, sur les thérapeutiques et les techniques peut afficher de beaux résultats, celle relative à la pratique soignante abordée en tant qu'art en est encore à ses balbutiements. C'est là qu'intervient l'intérêt d'une recherche de type qualitative, heuristique, descriptive, exploratoire. Elle ne poursuit pas le but de déterminer *la* vérité sur tel ou tel phénomène mais bien celui de mieux en comprendre les mécanismes et, à partir de ses résultats, d'augmenter les connaissances auxquelles pourront se référer les différents soignants.

S'il ne convient pas de transformer chaque équipe en groupe de chercheurs, il est néanmoins primordial de susciter et d'autoriser ce goût pour la curiosité intellectuelle qui, petit à petit, alimentera un savoir structuré, mais non dogmatique, fondé sur la rencontre et l'accompagnement de la personne dans son existence unique, complexe et riche d'enseignement.

La formation des professionnels est un des déterminants

La formation initiale est souvent mise sur la sellette. Il n'est pas rare de lui voir attribuer la cause de tous les maux et difficultés rencontrés dans les structures. Si elle n'est évidemment pas exempte de lacunes, la formation initiale n'est qu'un maillon de la chaîne et rien n'autorise objectivement à considérer qu'elle en est le plus faible.

Si l'un des objectifs poursuivis durant les années d'études est celui de l'acquisition de connaissances et d'appropriation de techniques, un autre objectif plus subtil et plus complexe est celui de l'éveil de l'étudiant aux « *choses de la vie* » avec la patience que nécessite tout cheminement intérieur. Si les connaissances et les techniques peuvent relever de méthodes pédagogiques assez classiques et, à vrai dire, bien rôdées, l'éveil de l'étudiant, pour l'accompagner petit à petit sur le chemin qui en fera un artisan soignant, relève d'un tout autre registre. Le profil de l'enseignant qui dispense un cours n'est pas le même que celui qui tente d'initier à la rencontre et à l'accompagnement d'autrui. Le paradoxe réside dans des attentes inappropriées du moins dans leur ordre de priorité. Les lieux de stage, qui sont aussi ceux de l'exercice professionnel, attendent parfois des professionnels « *clé sur porte* », prêts à agir et maîtrisant la technicité de leur fonction. Un peu comme si l'on attendait parfois de l'école la mise sur le marché de « *produits finis* » avec tout ce que cette expression contient de terrifiant. Ceci invite, entre autres, à bien réfléchir aux attentes adressées aux lieux de stages où les professionnels restent confrontés au poids du quotidien et ne sont pas toujours disponibles, même s'ils en ont le désir, pour exercer une fonction pédagogique autre que celle liée à la réponse de l'*ici et maintenant* des exigences du quotidien.

Les étudiants eux-mêmes se sentent parfois plus attirés par les connaissances scientifiques et le spectacle de la technique que par la découverte de l'art soignant lui-même. Enfin, les enseignants se sentent parfois plus à l'aise dans l'enseignement d'une matière que dans l'accompagnement d'un soignant en devenir.

S'il ne peut s'agir d'opposer connaissances scientifiques et maîtrise technique à l'art soignant, il convient néanmoins de resituer les éléments dans le bon ordre. Le but poursuivi est-il de former des spécialistes de la réparation du corps ou des professionnels soignants au service du déploiement de la santé de la population? Lorsque nous nous situons dans une perspective soignante, les connaissances techno-scientifiques n'ont d'intérêt et de sens que lorsqu'elles sont intégrées à la pratique de l'art soignant. Ce dernier ne peut dès lors se surajouter à un savoir formalisé. Le défi ainsi lancé aux formateurs n'est pas celui de sculpter des cerveaux bien ciselés mais celui de contribuer à la plasticité de ces cerveaux, à leur perméabilité afin de mieux leur permettre de s'ouvrir toujours et encore aux « *choses de la vie* », à la singularité d'autrui.

La formation continue devrait permettre d'accompagner ce long et patient cheminement intérieur, jamais terminé d'ailleurs, initié à l'école. Si elle se doit, bien entendu, de permettre l'acquisition de nouvelles connaissances ou l'appropriation de certaines techniques, sa fonction essentielle réside dans cette ouverture plus grande du professionnel fondée sur son expérience en vue de l'enrichir, de la conceptualiser et de l'aider à trouver des espaces de liberté qui lui permettent une pratique requestionnée, plus affinée et plus porteuse de sens.

La formation continue ne relève pas des seuls organismes ainsi désignés. Elle procède aussi de démarches internes initiées, entre autres, par les cadres. Elle s'inscrit dans une politique d'ensemble permettant aux soignants d'échanger, lors de colloques de services ou de congrès divers et d'avoir recours à la littérature et aux documents que contient une bibliothèque dont la dynamique de fonctionnement suscite également la curiosité des professionnels.

La formation est un déterminant incontournable de la qualité qui n'est néanmoins, ni plus ni moins essentiel que les autres déterminants identifiés.

Le comportement et la compétence des acteurs

Si l'attitude peut être définie comme une disposition de l'esprit orientant l'intention d'une personne, le comportement est l'expression concrète d'une action ou d'une réaction dans une situation donnée. Le comportement de nombreux soignants ne reflète pas leur attitude car ils sont influencés par tel ou tel environnement ou vivent des moments de pressions internes intenses qui les font réagir autrement que ce à quoi les pousserait leur attitude.[27]

Le comportement est changeant, il évolue. Il peut procurer une forme de sérénité lorsqu'il se rapproche de l'attitude, lorsqu'il ne trahit pas l'attitude sincère de la personne, lorsqu'il s'exprime avec authenticité. La qualité du soin sera très fortement marquée par l'attitude et le comportement du soignant. Quel est son désir de qualité, c'est-à-dire quel est son désir profond de *prendre soin*

27. NEWCOMB T.-M. *et al.*, *Manuel de psychologie sociale*, PUF, Paris, 1970.

d'autrui au-delà des actes posés ? Quelle est la richesse de son *œil qui regarde* et du vouloir de qualité qui l'anime ?

Pour guider la réflexion personnelle sur l'évolution de ses attitudes et comportements, un certain nombre de mots me semblent utiles. Ils servent de références, d'indicateurs pour dire ce que serait, de mon point de vue, un comportement soignant adéquat. Ces mots n'ont pas valeur de prescription mais bien d'indication. De surcroît, il est illusoire de croire qu'un comportement est acquis une fois pour toutes. Ce n'est pas une question de tout ou de rien mais bien de cheminement, de progression de l'être soignant qui s'interroge, qui évolue, qui tend vers, qui se requestionne et se réajuste.

Entre ces mots, aucune hiérarchie ne s'impose. Ils ont tous leur importance et prennent des acuités différentes selon les situations rencontrées et les personnes qui s'y intéressent.

La **simplicité**, n'est pas à confondre avec le simplisme. Elle s'exprime dans la manière d'être et par le recours à un langage accessible, compréhensible par ses interlocuteurs. Elle témoigne d'un professionnel conscient de ses limites qui, tout en ayant l'ambition d'apporter de l'aide à autrui, ne prétend pas tout maîtriser ni tout comprendre ou tout savoir sur la vie de la personne à laquelle il s'adresse.

Le **respect** ne peut être confondu avec la tolérance car cette dernière signifie *supporter l'autre*. Le respect témoigne de la volonté de voir en chacun, quels que soient ses caractéristiques et ses antécédents, une personne équivalente en dignité et qui fait partie de notre humanité. Le respect n'équivaut pas à ressentir ou à exprimer de la sympathie pour chacun. C'est un mot bien difficile à vivre au quotidien tant les préjugés sont présents, bien ancrés dans la culture. C'est pourquoi nous ne pouvons pas être respectueux de tout un chacun une fois pour toutes. La question du respect se repose dans les différentes situations rencontrées et dans les comportements qui en découlent.

La **subtilité** est ce qui est fin, délié, qui a de la finesse et est habile à percevoir des nuances. Elle caractérise un des éléments essentiels du professionnalisme vu la complexité des situations de vie rencontrées et les exigences liées à la rencontre, l'accompagnement et la fonction d'expert et de conseiller.

L'**écoute** permet d'accueillir la parole d'autrui en commençant par se taire. Elle ne se transforme pas en un discours sur soi et l'exposé de ses propres expériences ou anecdotes. Écouter n'est pas chercher à dire à l'autre ce qu'il doit faire mais lui permettre d'exprimer sa souffrance, ses difficultés ou ses incertitudes. L'écoute aide la personne à identifier et à exprimer les réponses qu'elle a en elle.

La **compassion** est un terme difficile à utiliser vu sa connotation religieuse. Elle est souvent confondue avec la pitié. Dans une acception laïque, la compassion est le souci d'alléger le fardeau de la souffrance d'autrui et est, dès lors, incontournable dans une pratique véritablement soignante. Dans un article dont le texte est reproduit intégralement en annexe, le philosophe Pierre Petitgirard[28] expose :

« Elle est l'accueil de l'autre en état de souffrance, accueil de ses angoisses, de ses cris ; nous nous laissons toucher, pénétrer, éprouver par eux ; il y a dans la compassion *entente* quasi viscérale de l'autre, et cette entente *entendue par l'autre*, peut entraîner chez lui un certain soulagement, car il ne porte plus sa souffrance dans la solitude ; il sait qu'un autre l'entend, et cela suffit pour qu'elle prenne un autre sens. »

Notons que les difficultés parfois éprouvées pour utiliser ce mot ne peuvent inviter à éliminer la compassion de sa pratique, du moins dans l'acception ici décrite. Il est parfois plus facile d'utiliser d'autres mots à la connotation moins pesante, l'important en ce domaine étant l'intention exprimée par le terme utilisé. Il s'agit davantage de chercher une compréhension commune des choses que des dénominations communes.

La **laïcité**, pris au sens défini par Albert Jacquard, est : « l'acceptation de toutes les opinions et de tous les comportements qui savent respecter l'autre ».[29] Le soignant est confronté à toutes les opinions et tous les comportements. Il est au contact de la vie et de ses multiples situations. La laïcité n'exclut pas qu'un soignant puisse être profondément religieux mais précise que ses croyances personnelles ne peuvent s'imposer à celui dont on prend soin, ni servir de références pour juger la personne ou pour apprécier l'intensité de son investissement personnel. Le respect d'autrui est indépendant des religions, et ces dernières n'ont pas le monopole de

---

28. PETITGIRARD P., « La vertu de compassion comme fondement de la pratique soignante », in *Perspective soignante*, n° 1, avril 1998, pp. 46-51.
29. JACQUARD A., *Petite philosophie à l'usage des non-philosophes*, Calmann-Lévy, Paris, 1997, pp. 110.

ce qui est humain dans notre humanité. C'est l'attention particulière portée à une personne singulière qui est le fondement de l'art soignant et pas l'éventuelle religion à laquelle se réfère tel ou tel soignant.

L'**humour** est ce qui permet de relativiser et de ne pas alourdir les situations, mêmes les plus difficiles. Il s'agit d'un humour subtil, délicat et adéquat qui dégage les aspects insolites ou intéressants pour le futur.

La **capacité de s'indigner**, c'est faire appel à la cohérence et à l'engagement humain du soignant, professionnel de la santé, donc au service de la vie, de l'humanité dans le respect des personnes. Cette capacité est celle qui permet de dire son indignation — parfois déjà son étonnement — face à tout ce qui se passe, dans le milieu professionnel, social ou familial, et qui n'est pas respectueux des personnes, afin de ne pas rester indifférents, passifs voire consentants. Comme le rappelle Pierre-Philippe Druet dans un recueil de textes :

« Il s'agit de mettre ses facultés d'analyse au service de la société, en poussant cette logique jusqu'à son terme : oser dire « non » lorsqu'on a la certitude que la pensée dominante, asservie à des intérêts particuliers, nous conduit à l'erreur ».[30]

Le manque de capacité de s'indigner, dans le milieu professionnel par exemple, conduit à des situations paradoxales, décrites comme subies par les soignants alors qu'ils restent silencieux et apparaissent parfois comme des complices bienveillants de ces situations. Il convient cependant d'accorder la plus grande attention à ce que l'indignation ne débouche pas sur la dénonciation et l'accusation. S'indigner d'une situation n'est pas s'indigner des pratiques des collègues et dénoncer des responsables, ce qui n'aboutit généralement qu'à trouver des boucs émissaires. C'est ainsi que *tenir conseil* sera, ici aussi, une pratique utile et efficace pour aborder la situation estimée dommageable et trouver les voies d'une amélioration.

Prendre soin de soi implique de se porter aussi une attention particulière, non pas celle d'une quelconque forme d'égoïsme malsain, mais celle qui permet d'identifier ses limites et d'optimiser ses ressources en vue de donner du sens à sa pratique quotidienne. Un soi-

---

30. DRUET P.-Ph., *La raison de la passion — de la liberté et de l'éphémère*, Quorum, Louvain-la-Neuve, 1997, extrait de la préface de Jacques Gevers, pp. 3.

gnant qui ne prend pas soin de lui ne peut s'épanouir et offrir sa sérénité, sa chaleur et sa compréhension à ceux auxquels il s'adresse. L'extrait d'un texte de Pierre-Philippe Druet intitulé « *Soignant, prends soin de toi* ! » est intéressant à citer ici :

« Toute entrée en maladie compte nombre d'aspects psychologiques. Il faut d'abord que j'accepte d'être malade. Ensuite, le statut de malade va me pousser dans une certaine régression, tendance par exemple à me laisser « pouponner ». Et la maladie, avec son appareil de souffrance et de douleur, ne peut pas ne pas m'angoisser, allant jusqu'à réveiller de loin l'angoisse de la mort. (…)

Si le soignant veut vraiment soigner, c'est cette *demande globale* qu'il doit rencontrer. Bien sûr, la plainte se situera souvent, et au premier abord, sur le plan somatique. Mais c'est pour le patient le mot de passe pour se faire accepter dans le monde des soins. Derrière et dans cette démarche se cachent les attentes psychologiques, sociales et spirituelles que nous avons évoquées. Impossible d'en faire l'économie dans une médecine qui respecte le patient comme sujet. La tâche peut donc sembler écrasante pour le soignant dont la formation a une forte coloration technique. Il invoquera l'incompétence, la surcharge et le manque de temps. Mais ce serait fuir la dimension proprement humaine et la plus belle de son travail.

En fait, procurer au malade un accompagnement global ne représente pas forcément une « mission impossible ». D'une part, en effet, nul n'est en charge, à lui seul, du salut du monde et le soignant n'a pas à être aussi un fin psychothérapeute ou un travailleur social de choc. Il est clair que la demande globale du patient ne peut recevoir de réponse que d'une *démarche d'équipe et interdisciplinaire*. Encore faut-il cependant que chacun soit ouvert à la discipline de l'autre. D'autre part, tout ce que nous avons dit du soigné vaut pour le soignant, lui aussi personne globale avec ses désirs multiples. Ce que rencontre le patient, ce n'est pas une pure intelligence ou une habileté technique, mais une femme ou un homme en train d'écrire lui aussi l'histoire de sa vie. Et ce soignant trouvera infiniment plus de sens dans son action s'il la laisse se déployer aussi en dehors du registre strictement technique. Il a choisi sa profession par *humanité*. Son épanouissement personnel dépend de cette dernière. Retrouver l'humanité à travers une compétence professionnelle avérée, c'est se poser en sujet, intégrer son travail au sens général de sa vie et humaniser, au sens le plus vrai, la relation soignant-soigné. »[31]

Ces mots n'ont d'autre ambition que d'aider le soignant à réfléchir aux implications personnelles que suppose sa pratique. Ils ne permettent pas de dire ce qu'est un *bon* ou un *mauvais* soignant même s'ils peuvent servir de base de discussion par exemple dans le cadre d'une évaluation. Ils viennent en aide pour apprécier l'endroit où l'on se trouve et l'étendue du chemin qui reste à parcourir ou, plus exactement, l'horizon vers lequel cheminer.

La compétence, quant à elle, ne peut être confondue avec la qualification car comme l'expose Guy Le Boterf, la formation ne produit pas de compétences :

« Si l'on ne répond pas à la question de savoir si on raisonne en termes de processus de formation ou en termes de processus de production de compétences, on s'interdit de reconnaître que la production de compétences ne résulte pas directement du processus de formation. La formation ne produit pas de compétences : elle produit des acquis de formation, des capacités, des connaissances, qui doivent ensuite être transformées en compétences. Si l'on veut mettre en place un processus de production de compétences, il faut aller jusqu'à exercer une certaine maîtrise de la qualité de ce qui se passe après la formation proprement dite, il faut s'interroger sur les compétences. »[32]

La compétence est relative à chaque situation de vie rencontrée ainsi qu'à chaque situation professionnelle. Elle est déterminée avant tout par la capacité du soignant, quelle que soit sa qualification, de rencontrer la personne et faire un bout de chemin avec elle.

Pour Guy Le Boterf,[33] chaque individu est constructeur, entrepreneur de ses compétences. Il crée un service à partir de ses ressources. C'est ainsi que certains professionnels ont des connaissances étendues mais éprouvent des difficultés à les combiner avec celles des autres ou à les accorder avec les réalités de l'envi-

---

31. DRUET P.-Ph., *La raison de la passion — de la liberté et de l'éphémère*, Quorum, Louvain-la-Neuve, 1997, extrait du texte intitulé : « Soignant, prends soin de toi ! », pp. 169-171.
32. LE BOTERF G., MEIGNANT A., « Le problème actuel est moins celui de la qualité de la formation que celui de la qualité du processus de production des compétences individuelles et collectives », in *Éducation permanente*, n° 126, 1996, pp. 71-84.
33. LE BOTERF G., *De la compétence à la navigation professionnelle*, Les Éditions d'Organisation, Paris, 1997.

ronnement. Ils ont des ressources mais ne peuvent les transformer en compétences. Les ressources ne sont donc pas les compétences. Nous pouvons ajouter que dans la pratique soignante nous ne pouvons être compétents en toutes circonstances car chaque situation de vie est unique et complexe. C'est dans chacune d'elle qu'il convient d'apprécier sa compétence, sa capacité de combiner ses ressources dans la situation rencontrée.

Pour Le Boterf, la compétence s'inscrit dans une forme de triangle tourné vers l'action. Ces trois pôles combinent :

– **le savoir agir**, qui fait appel aux connaissances, aux habiletés, aux ressources d'un professionnel ;

– **le pouvoir agir**, qui relève du contexte organisationnel dans lequel il évolue et qui est déterminé, entre autres, par le type de management, les moyens disponibles, la circulation de l'information, les réseaux ;

– **le vouloir agir**, qui témoigne du sens que prend l'action pour un professionnel, de l'image qu'il a de lui dans son activité, de la confiance en lui et du sentiment de reconnaissance qu'il éprouve.

Le comportement et la compétence des soignants sont à mettre en lien avec le niveau de conscience de leur responsabilité. Il s'agit là aussi d'un terme galvaudé dont la connotation est devenue très juridique. Si la responsabilité juridique ne peut certainement pas être déniée, c'est à une autre forme de responsabilité que je me réfère ici. La responsabilité, c'est *répondre de ses actes devant*. Le professionnel qui assume sa responsabilité morale est celui qui répond de ses actes devant les hommes et les femmes auprès desquels il exerce quotidiennement son métier de soignant. La responsabilité juridique pousse, d'une certaine façon, à l'inaction protectrice pour ne pas encourir tel ou tel risque. Pour illustrer ce propos, je me souviens de l'exemple donné par un conférencier qui soulignait que *pour éviter le risque qu'un pot de fleurs ne tombe sur la tête d'un passant, un citadin peut décider de s'abstenir d'orner son balcon de plantes*. Il ne prend pas de risque mais se prive en même temps du plaisir de cette décoration. La responsabilité morale, en revanche, pousse à l'action. Celle-ci est réfléchie, bien sûr, mais encourage à l'initiative, à l'audace, à la créativité, à la quête du plaisir, du petit « plus » offert à autrui. C'est ainsi que la **prise de risque** est inhérente à une pratique soignante de qualité, car elle ouvre sur des actions adaptées, innovantes, qui sortent des normes, ce qui n'équivaut pas à se situer dans l'illégalité.

Le cadre législatif et réglementaire est parfois abondant, semblant restreindre de plus en plus la marge de manœuvre des soignants, leur espace de liberté. Ceci ne peut néanmoins paralyser les professionnels ou leur offrir un confortable paravent justifiant l'absence de *prise de risque*. Comme le rappelle Alain Etchegoyen[34], les professionnels — ou tout un chacun — peuvent en chaque circonstance se reposer la question stoïcienne : *qu'est-ce qui dépend de nous et qu'est-ce qui n'en dépend pas ?* Une réponse sincère à cette question offre de larges possibilités, malgré les contraintes objectives, pour un soin de meilleure qualité : **soyons chacun responsable et offrons à autrui ce qui dépend de nous**, ce que nous pouvons faire et qui relève de notre propre initiative; soyons de la sorte chaque jour, même modestement ou discrètement, un peu plus auteur, un peu plus créateur de qualité. C'est ainsi qu'il relève de la responsabilité personnelle de chaque soignant de se laisser tenter ou non d'attacher les personnes âgées dans leur lit, de priver certains patients de sonnette, de ne pas mettre de couches au jeune enfant qui s'enorgueillit de devenir propre même s'il risque de souiller son lit, de frapper à la porte avant d'entrer dans une chambre, de veiller à ce que le plateau repas soit accessible et à ce que le verre d'eau soit propre, de parler au malade plutôt qu'à son collègue… Bien sûr, cette forme de responsabilité peut parfois sembler pesante dans un contexte qui n'incite pas toujours à l'assumer. Mais en fin de compte, n'est-ce pas dans les situations professionnelles vécues comme particulièrement difficiles et, de la sorte, peu propices à l'exercice de l'art soignant qu'il convient d'exercer de façon délicate mais déterminée sa capacité de s'indigner ?

Voilà, de mon point de vue, notre plus grande responsabilité à la fois professionnelle et citoyenne : **être personnellement un acteur engagé dans la qualité du service offert à la population**.

---

34. ETCHEGOYEN A., *Des libertés sous influence*, Seuil, Paris, 1997.

La personne soignée et ses proches

La personne soignée est acteur de sa santé et, à ce titre, représente un déterminant de la qualité de la pratique soignante, vu que celle-ci est fondée sur une rencontre et un accompagnement. La nature du projet de vie de la personne, la perception qu'elle a de son affection et de son avenir, son désir de *guérir* qui n'est pas acquis d'office sont autant d'éléments qui vont agir sur son adhésion à la démarche entreprise, sur sa **motivation**. Cette dernière révèle un mouvement. Elle est la *mise en route de mon moteur car j'ai le désir de me rendre à tel endroit et d'essayer de l'atteindre*. C'est la raison pour laquelle nous ne pouvons motiver les autres mais bien leur donner ou leur faire entrevoir des raisons désirables, porteuses de sens et d'espoir pour qu'ils puissent se motiver eux-mêmes.

Les proches participent pleinement à cette fonction et leur propre perception de la situation, ainsi que leur éventuelle souffrance sont également déterminants. La prise en compte de la souffrance de *celui qui n'est pas le malade désigné* est essentielle pour un soin de qualité. Que de fois des infirmières de pédiatrie, par exemple, ne s'exclament-elles pas : *l'enfant va comme la maman va*. Il en est sans doute de même, avec une acuité plus nuancée, à tout âge. Être malade et voir ses proches s'inquiéter, souffrir ou être en difficultés, ne contribue pas à la sérénité. Cela engendre un poids supplémentaire qui ne peut être sous-estimé. Cet aspect rend encore plus complexe la pratique soignante car la *personne soignée*, en fin de compte, devient un couple, une famille, voire un groupe. Et pourtant, cette réalité est incontournable et fait partie intégrante de la situation de vie dans laquelle le soignant a pour mission de *prendre soin*.

Les méthodes de recueil d'informations sur les pratiques et les démarches d'évaluation

L'information sur la pratique soignante et son évaluation constitue également un déterminant de la qualité. Il s'agit de disposer de données les plus fiables et précises possibles sur ce qui se fait dans une unité, un service, une structure de soins ainsi que sur les résultats obtenus. Ces données sont diverses et offrent une lisibilité de l'activité ce qui permet de dépasser les impressions ou d'éviter de s'engager, voire de poursuivre dans des voies inadéquates. Elles alimentent des tableaux de bord de gestion ou donnent lieu à des traitements statistiques parfois sophistiqués. Les données ainsi recueillies doivent néanmoins être utilisées avec discernement afin de ne pas se bercer dans l'illusion d'une certaine qualité ou d'engendrer des représentations erronées. Certaines comparaisons fondées uniquement sur des résultats chiffrés peuvent ainsi s'avérer redoutables. Que penser, par exemple, d'une unité de soins où l'on constate, à population comparable, un taux moindre de chutes de malades avec lésions. Cette *meilleure performance* est-elle due à un souci plus grand de leur sécurité ou reflète-elle, en revanche, une moindre prise de risque que caractérise, entre autres, un recours plus abondant aux moyens de contention au lit ou au fauteuil ? Si l'intérêt de telles collectes de données paraît ainsi indiscutable, leur utilisation l'est davantage et invite à la prudence.

L'évaluation pourra, quant à elle, s'appuyer sur des données chiffrées mais pas uniquement sur elles. Elle procède d'une démarche plus complète de *mise en valeur* des actions entreprises. Elle se fonde sur des résultats ou des appréciations mettant en lumière ce qui va, ce qui ne va pas ou ce qui reste dans l'ombre. Elle identifie ou propose des moyens de progression. Une telle évaluation passe nécessairement par la mise en discussion, par le *tenir conseil* pluriprofessionnel sur les situations rencontrées et les pratiques qu'elles ont engendrées.

Les déterminants énoncés et les facteurs identifiés sont présentés de façon synthétique au tableau 2.

On le voit, la qualité, à l'instar de la pratique soignante elle-même, est complexe et les enjeux qui y sont associés sont considérables. Ceux-ci le sont essentiellement lorsque la qualité est abordée de façon réductrice ou se réfère à des conceptions limitées de tout ce qui fait la nature de la rencontre et de l'accompagnement d'une personne en vue de l'aider dans le déploiement de sa santé.

Tableau 2. — *Déterminants de la qualité de la pratique soignante.*

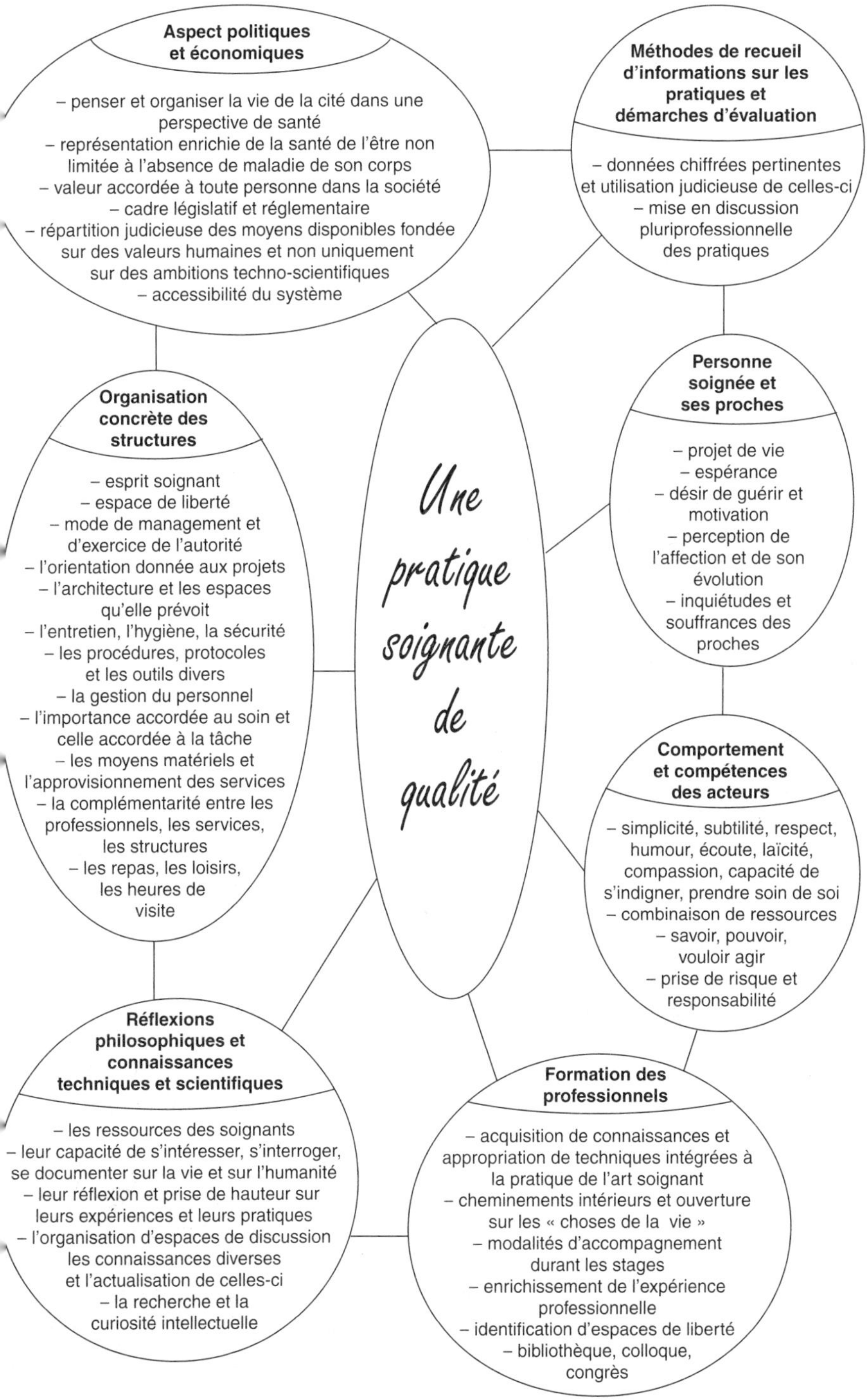
Aspect politiques et économiques
– penser et organiser la vie de la cité dans une perspective de santé
– représentation enrichie de la santé de l'être non limitée à l'absence de maladie de son corps
– valeur accordée à toute personne dans la société
– cadre législatif et réglementaire
– répartition judicieuse des moyens disponibles fondée sur des valeurs humaines et non uniquement sur des ambitions techno-scientifiques
– accessibilité du système
Méthodes de recueil d'informations sur les pratiques et démarches d'évaluation
– données chiffrées pertinentes et utilisation judicieuse de celles-ci
– mise en discussion pluriprofessionnelle des pratiques
Personne soignée et ses proches
– projet de vie
– espérance
– désir de guérir et motivation
– perception de l'affection et de son évolution
– inquiétudes et souffrances des proches
Organisation concrète des structures
– esprit soignant
– espace de liberté
– mode de management et d'exercice de l'autorité
– l'orientation donnée aux projets
– l'architecture et les espaces qu'elle prévoit
– l'entretien, l'hygiène, la sécurité
– les procédures, protocoles et les outils divers
– la gestion du personnel
– l'importance accordée au soin et celle accordée à la tâche
– les moyens matériels et l'approvisionnement des services
– la complémentarité entre les professionnels, les services, les structures
– les repas, les loisirs, les heures de visite
Une pratique soignante de qualité
Comportement et compétences des acteurs
– simplicité, subtilité, respect, humour, écoute, laïcité, compassion, capacité de s'indigner, prendre soin de soi
– combinaison de ressources
– savoir, pouvoir, vouloir agir
– prise de risque et responsabilité
Réflexions philosophiques et connaissances techniques et scientifiques
– les ressources des soignants
– leur capacité de s'intéresser, s'interroger, se documenter sur la vie et sur l'humanité
– leur réflexion et prise de hauteur sur leurs expériences et leurs pratiques
– l'organisation d'espaces de discussion les connaissances diverses et l'actualisation de celles-ci
– la recherche et la curiosité intellectuelle
Formation des professionnels
– acquisition de connaissances et appropriation de techniques intégrées à la pratique de l'art soignant
– cheminements intérieurs et ouverture sur les « choses de la vie »
– modalités d'accompagnement durant les stages
– enrichissement de l'expérience professionnelle
– identification d'espaces de liberté
– bibliothèque, colloque, congrès

4

L'encadrement infirmier

Le cadre infirmier, qu'il soit de proximité, intermédiaire, transversal, supérieur ou encore de direction, exerce une fonction essentielle dans la capacité qu'auront les *soignants de chevet* d'exercer leur art, d'offrir leurs talents au malade et à ses proches ou, plus généralement, à la population.

Un tel métier, et tout particulièrement celui de cadre de proximité, fait l'objet d'une grande attention et de nombreux travaux. Il est, à vrai dire, porteur de beaucoup d'espoir pour le développement des structures et l'amélioration de leur organisation et, dès lors, pour la qualité du service rendu par les professionnels qui y exercent. Dans une étude réalisée en France sur « La gestion des ressources humaines dans les hôpitaux publics », les auteurs du rapport mentionnent volontiers que l'encadrement est le *levier du changement* ou encore, en ce qui concerne plus précisément l'encadrement infirmier, qu'il est le *fer de lance du changement*. Cette dernière expression donne d'ailleurs à méditer sur la représentation guerrière que l'on peut parfois avoir de la fonction de cadre… Les mêmes auteurs modèrent néanmoins leur enthousiasme notamment lorsqu'ils constatent le poids des tâches administratives — avec parfois l'engouement de certains cadres pour de telles tâches — et le nombre de réunions auxquelles ils participent les rendant moins, voire peu disponibles pour l'activité concrète et quotidienne de leurs équipes :

« Les cadres infirmiers ont effectivement une lourde tâche administrative. Que de temps passé à la gestion du planning ! Activité indispensable, certes, lieu de toutes les négociations et d'exercice d'un vrai pouvoir. Mais faut-il vraiment que ce soit une surveillante qui tienne le crayon pour copier, et recopier des plannings dont très probablement 80 % ne justifient aucun acte de décision ou d'autorité ? Faut-il vraiment que la même surveillante rédige, le plus souvent à la main, les bons de commande en "n" exemplaires qui lui permettront d'obtenir les pansements ou... le papier toilette nécessaire au service ? On ne peut s'empêcher de suspecter que certains cadres infirmiers cèdent à la tentation d'utiliser la charge parfois très lourde de ces activités pour en éviter d'autres, plus exigeantes. Entre cela et les réunions, il peut ne plus rester grand temps pour l'animation des équipes !

Et pourtant, comme certains s'y emploient avec talent et ténacité ! Si, progressivement, des entretiens individuels s'installent, si les relations avec le corps médical s'humanisent, si les plans de formation gagnent en pertinence, c'est toujours grâce à cet encadrement de premier niveau : les agents de base le reconnaissent autant que les directions. Mais ne charge-t-on pas parfois trop la charrette, de trop d'enjeux, de trop d'attentes ? »[35]

Le risque de dérive existe lorsqu'insidieusement s'installe un déplacement d'intérêt rendant le cadre plus préoccupé par la *chose* administrative, gestionnaire ou organisationnelle, que par la pratique soignante elle-même. Il ne faut donc pas se tromper de finalité. Si l'administration, la gestion et l'organisation sont des éléments indispensables au bon fonctionnement d'un service ou d'un établissement nécessitant, eux aussi, de nombreux talents, ils n'ont néanmoins de pertinence que dans la mesure où ils servent la finalité soignante, où ils facilitent la pratique de l'art soignant. Un tel déplacement d'intérêt peut être lourd de conséquences lorsque la complexité de la pratique des soignants semble devenir secondaire, voire étrangère aux préoccupations de l'encadrement. Nous comprenons aisément qu'en pareille situation, des talents soignants sont gaspillés et, avec eux, les ressources notamment financières qui y sont associées. Un fossé se creuse, des incompréhensions naissent, des motivations sont anesthésiées et le découragement apparaît. En certaines circonstances, soignants et cadres ne semblent plus parler le même langage ou, pour le dire autrement, utilisent un vocabulaire identique mais pour exprimer dans les faits des représentations différentes. La représentation associée à certains mots ou expressions — le soin infirmier par exemple — peut grandement

35. TAVERNIER N., MAHÉ M.-C., BARATAY P., GUÉRIN T., *La gestion des ressources humaines dans les hôpitaux publics*, Rapport d'étude pour la Direction des hôpitaux, ministère de la Santé, Paris, 1994, pp. 15.

varier selon que l'on s'exprime du point de vue du soignant ou du cadre. C'est la raison pour laquelle l'expression *trouver un langage commun* montre ses limites et gagnerait à être remplacée par celle de *chercher une compréhension commune*.

Pour étayer ces propos, je me référerai à une recherche menée au Québec par Irène Robitaille qui met en exergue les différences de compréhensions qui existent entre les infirmières occupant des fonctions de cadres et celles exerçant des métiers soignants. Elle souligne, entre autres, que :

« La compréhension de la nature d'un service infirmier par les infirmières cadres correspond à :

– une série d'actes, directs et indirects, dépendants et indépendants;

– une dichotomie entre la gestion et les soins infirmiers;

– une notion que le service infirmier est entièrement planifiable, programmable, prévisible, qu'il peut être normalisé, généralisé et qu'il peut se traduire en normes, en critères, en objectifs autour desquels il faut atteindre un consensus. En fait, les soins infirmiers eux-mêmes ne sont pas explicités. On en parle sous des termes généraux comme des « soins d'excellence », des « soins infirmiers de qualité »...

(...)

Les soins infirmiers ne sont pas explicités au niveau de la gestion des infirmières cadres. Conséquemment, les liens ne sont pas faits entre l'identité et la nature des soins infirmiers et entre ce que cette identité et cette nature impliquent dans la gestion concrète d'une pratique quotidienne de soins infirmiers. La logique soignante ne ressort pas dans la pratique de l'encadrement. »[36]

Si les résultats de cette recherche ne sont bien sûr pas généralisables, ils permettent néanmoins d'attirer l'attention de l'encadrement sur les risques de dérives dans lesquelles certains, parfois involontairement ou sous la pression de l'environnement, se laissent entraîner.

En matière de formation, la tendance, observée en certains lieux, de former des cadres infirmiers — ou plus généralement des cadres du système de santé ou des directeurs — dans une orientation

36. ROBITAILLE I., « Pour une logique soignante dans la pratique de l'encadrement », in Actes du Congrès international « *Le soin infirmier dans le système de santé – quel avenir pour quel soin infirmier ?* », Saint-Malo (France), 10 au 12 mai 1995. Conférence donnée à partir du travail de recherche de l'auteur dont les références sont mentionnées dans la bibliographie.

essentiellement gestionnaire, ne peut laisser indifférente car le fossé entre la logique soignante et la logique gestionnaire peut encore se creuser. Il leur est appris à *gérer* mais a-t-on suffisamment approfondi la nature de ce qu'il y a à gérer. Non pas que l'apprentissage des principes de gestion soit superflu mais bien parce que ceux-ci n'ont aucun sens — ils sont insensés — lorsqu'ils ne sont pas reliés, lorsqu'ils ne sont pas profondément ancrés dans une réflexion et une conceptualisation de la *chose* à gérer. **En effet il ne s'agit pas de gérer pour gérer mais plutôt de gérer dans le contexte de la mission fondamentale des structures de santé, soit le soin à la personne en vue de déployer la santé**. C'est ainsi que **la question de la raison d'être des compétences gestionnaires se pose, c'est-à-dire celle de l'orientation fondamentale donnée à la gestion : celle-ci relève-t-elle d'une perspective gestionnaire — qui pourrait s'exercer en tout lieu — ou témoigne-t-elle d'une perspective soignante reflétant, alors, une gestion appropriée à une activité particulière, celle de la santé de la population et du soin qu'elle nécessite ?**

Le fait pour ces cadres en formation d'être à l'origine infirmière ou infirmier n'est pas suffisant pour que ceux-ci puissent exprimer une véritable pensée personnelle élaborée sur le soin et sur la santé et sur laquelle ils pourront fonder des principes de gestion et les actions qui en découlent. L'erreur consiste à confondre expérience et connaissance et, dès lors, imaginer qu'une expérience, même riche et diversifiée, suffit à elle seule pour rendre capable d'exprimer une représentation éclairée et construite du soin. Or, l'expérience en tant que telle, si elle permet l'acquisition d'habiletés, n'équivaut pas à de la connaissance. L'expérience a besoin d'être mûrie, réfléchie, discutée et conceptualisée pour devenir connaissance et, ainsi, nourrir et enrichir la pensée d'un professionnel. C'est à partir d'une telle pensée que le cadre pourra questionner le sens des principes de gestion, qu'il rendra celle-ci plus efficace et acceptée car il pourra **établir des liens pertinents entre les exigences d'une logique soignante** riche, complexe et subtile **et les impératifs d'une logique gestionnaire**. Celle-ci n'est pas moins riche, complexe ou subtile mais **sa grandeur réside avant tout dans sa capacité de faciliter la pratique quotidienne et d'imaginer, de créer des voies innovantes, des modalités originales qui atténuent le poids des inévitables contraintes inhérentes à toute organisation**.

LE MÉTIER DE CADRE

Devenir cadre procède d'un choix. En premier lieu d'un choix personnel qui reflète une certaine ambition — on pourrait dire une certaine prétention au sens noble du terme — qui témoigne de la confiance qu'a un professionnel en ses capacités personnelles de manager une équipe ou, même, un groupe plus vaste pour ensemble accomplir une œuvre. Avoir confiance en soi ou en quelqu'un, c'est croire en ses capacités pour réaliser telle action ou atteindre tel objectif.

Exercer un tel métier relève aussi d'un choix institutionnel par lequel des instances supérieures confient une mission de cadre à telle ou telle personne. Le verbe *confier* a toute son importance car il témoigne, ici aussi, de la *confiance* ainsi accordée par ces instances à un cadre afin qu'il participe, par une fonction d'encadrement, au bon fonctionnement et au développement institutionnels. Devenir le dépositaire d'une telle confiance est gratifiant mais aussi exigeant, car il s'agit de ne pas la trahir, de s'en montrer digne aussi bien immédiatement que durablement. Voilà le cadre appelé à être fidèle, fidèle à lui même pour l'ambition qui l'anime et fidèle à l'institution pour l'engagement qu'il y a pris. Cette fidélité n'est pas toujours aisée et fait parfois l'objet de douloureuses prises de conscience ou de déchirements. Les ambitions personnelles peuvent être mal appréciées et les exigences institutionnelles devenir démesurées ou apparaître insupportables. De plus, la pratique quotidienne confronte le cadre à de nombreux tiraillements. Entre les attentes du personnel, les pressions diverses, les exigences de l'environnement ou de la hiérarchie et les convictions personnelles... la voie médiane n'est pas toujours simple à identifier. Comme le cadre ne peut tout faire ni tout accepter car il doit aussi se respecter lui-même, il devra agir en finesse et évaluer sa marge réelle de manœuvre. Il devra ainsi se poser lui aussi la question stoïcienne : qu'est-ce qui dépend de moi et qu'est-ce qui n'en dépend pas ? Les réponses à cette question peuvent amener le cadre à trouver des sources motivantes d'énergies ou, dans certains cas, envisager d'autres orientations.

LA MISSION FONDAMENTALE DU CADRE

Dire que le cadre, quel que soit son niveau hiérarchique, est un *manager* est devenu un lieu commun. Si commun d'ailleurs que le mot a pris plusieurs significations ou est associé à plusieurs représentations faisant l'objet d'une littérature abondante et de multiples théories, voire de « prêt à penser ». Et pourtant, comme le fait remarquer Marc Mousli traitant de Mary Parker Follett, première dame du début du XXe siècle à avoir rédigé un ouvrage sur le management, aux États-Unis « tout a déjà été dit par quelques grandes classiques » dont Mary Parker Follett, fait figure de pionnière[37].

Manager et faire tourner un manège sont fortement associés. Il faut que cela tourne et même que cela tourne rond. Il y a le manager puissant, fort et ferme dans ses décisions. Il y a celui qui se veut *participatif* et qui tend volontiers l'oreille à ses collaborateurs sans pour autant toujours les écouter d'ailleurs. Il y a, comme l'expose Meryem Le Saget, le *manager intuitif*[38] à la fois reconnu pour ses capacités gestionnaires, sa vision du futur, sa créativité et, surtout, pour sa capacité de mettre en œuvre de façon concrète l'ensemble vivant que constituent une unité de soins, un service ou un établissement. La mise en œuvre concrète et durable est importante car un gestionnaire *pur et dur*, dont l'autorité est indiscutable mais dont la créativité et la capacité visionnaire sont limitées, n'ira pas loin sur la voie du développement. À l'inverse, un manager particulièrement imaginatif, qui produit chaque jour de nouvelles idées, ne sera pas plus efficace s'il ne réussit pas à organiser concrètement l'ensemble humain qui lui est confié.

Le type de manager le plus répandu est sans doute celui qui ne relève d'aucune de ces catégories mais qui puise dans chacune d'elles quelques éléments, qu'il adapte d'ailleurs en fonction des circonstances, et qui signent tant la singularité de son comportement d'être humain que ses compétences managériales.

Pour Line Maisons, le management a bien des points communs avec l'activité qui consiste à *prendre soin* d'autrui. Elle nous invite à examiner autrement ce concept :

---

37. MOUSLI M., « Le management selon Mary Parker Follett — soixante-dix ans d'avance (à ce jour…) », in *Futuribles*, n° 209, mai 1996, pp. 69-74.
38. LE SAGET M., *Le manager intuitif — Une nouvelle force*, Dunod, Paris, 1992.

« Le management est souvent perçu comme une pratique d'exploitation des ressources, d'entraînement et de canalisation des énergies pour mener les affaires et les hommes avec vigueur et fermeté. Il y a de la prise en main dans cet engagement (*maneggiare*, en italien veut dire : manœuvrer, manier). Il y a, dans ce manège, du rondement mené. Il y a du surhomme et du champion dans le manager de nos représentations. Mais pas nécessairement dans celui de nos rêves ! Le manager musclé ou vedette est honni dans certains milieux professionnels.

Ce concept et la réalité qu'il recouvre peuvent être rapportés à une autre étymologie. Celle du mot *ménagement* qui, en nos contrées, à la Renaissance, désignait l'administration domestique laquelle était réalisée avec raison et jugement, avec, pour la maisonnée, un soin de « bon père de famille » (expression reprise dans le langage du droit).

L'intention n'est pas de faire valoir un paternalisme désuet mais plutôt d'attirer l'attention sur une autre façon de considérer le management pour le rapprocher d'un art de gérer, assorti d'un art de vivre dans et pour des communautés. De sages préconisations n'ont pas pris une ride malgré les siècles : « Si tu veux voyager loin, ménage ta monture ». Montaigne nous le dit tout net. Ménager, traiter avec mesure et égard ce dont nous faisons usage, nous donne plus de chance d'aller notre chemin. Le courant humaniste et les Lumières apportent une clarté complémentaire, attribuant une place centrale à l'homme. On établit ses droits, on le libère de l'esclavage et le mot ménagement se met à concerner les personnes pour signifier la façon précautionneuse et respectueuse d'entrer en relation. »[39]

Voilà sans doute la mission la plus explicite mais aussi la plus complexe du cadre-manager, celle qui s'apparente à l'action d'un *bon père de famille* soucieux de son ménage et de l'attention, du respect, de la précaution, bref du *ménagement* des personnes que cela suppose, mais aussi du matériel et de l'environnement à la fois pour vivre bien ensemble mais aussi pour ensemble aller loin.

---

39. MAISONS L., « Existe-t-il un lien entre soin et management ? », in *Perspective soignante*, n° 2, septembre 1998.

Faciliter

Dans le système de soins, comme dans d'autres contextes tel l'enseignement, force est de constater qu'exercer cet art de gérer et cet *art de vivre dans et pour la communauté*, n'est pas vraiment simple. C'est qu'il s'agit de *gérer* des personnes dont la particularité est d'exercer un métier au service d'autres personnes. Pour que le cadre puisse garder l'équilibre sur un chemin sinueux et parfois mouvant, le plus important m'apparaît de rester sincèrement fidèle à la mission la plus fondamentale qui lui est dévolue, celle qui concerne le service que par sa fonction il peut rendre aux personnes car c'est bien de celles-ci qu'il convient avant tout de se préoccuper. Le mot *service* est à comprendre ici dans son sens le plus noble, non pas celui d'*asservissement* mais bien celui d'*aide* ou d'*appui*. Que de fois des cadres animés par d'autres préoccupations ou motivés surtout par des missions annexes dont l'intérêt est certain mais néanmoins secondaire en regard de la mission fondamentale, ne se retrouvent-ils pas dans une impasse ou n'apparaissent-ils pas comme discrédités aux yeux de ceux que l'on nomme la *base*. C'est ainsi que **la mission première du cadre est de porter attention au personnel de son service afin de lui offrir les meilleures conditions possibles pour que celui-ci puisse exercer son métier, le développer et s'y épanouir**. Cette mission-là porte en elle le souci du respect réel des personnes quelles que soient leurs positions, leurs qualifications et même leurs compétences.

La principale mission du cadre est bien celle-là : porter de l'intérêt aux professionnels du service dont il a la responsabilité en vue de faciliter l'exercice de leur métier. Il s'agit par là d'être aidant, pour que les soignants puissent à leur tour apporter leur aide aux personnes dont ils prennent soin et, dès lors, mieux leur offrir leurs talents.

De ce fait, ce sont bien les professionnels qu'il convient de placer au centre des préoccupations de l'encadrement et non les patients ni leurs proches. Non pas que ceux-ci ne doivent plus avoir d'importance pour le cadre mais bien parce qu'il convient de ne pas confondre la mission des uns avec celle des autres. Ce sont les *soignants de chevet* formant l'équipe pluriprofessionnelle qui ont pour mission première de *prendre soin* des patients et de ceux qui les entourent. Les cadres, quant à eux, aux différents niveaux hiérarchiques qu'ils occupent, ont pour mission de faciliter les conditions d'exercice de ces différents professionnels. Ce n'est pas pour autant qu'ils *abandonnent* leur mission de soignants, mais le soin qu'il porte et les actions qui en découlent concernent dorénavant directement les professionnels. C'est pourquoi nous pouvons parler de *cadre soignant*, c'est-à-dire celui qui prend soin des soignants. Là est la mission la plus fondamentale du cadre, prendre soin d'une équipe pour que celle-ci puisse *prendre soin* des malades. Nous en revenons ainsi à un cadre-manager dont le but est le *ménagement* de l'équipe pour ensemble vivre bien et ensemble aller loin.

On m'objecte parfois que le cadre n'est pas là pour *materner* l'équipe. Des enseignants me disent la même chose à propos de leurs étudiants dont il convient également de *prendre soin*. C'est le reflet d'une confusion ! Le soignant, lui non plus, n'est pas là pour *materner* un malade. *Materner* n'est pas *prendre soin* et il convient de se rappeler que trop d'attention portée à autrui n'est plus une attention particulière. *Prendre soin* relève d'une attention adéquate et délicate qui s'inscrit dans une perspective, celle de tenter de venir en aide ou, pour le dire autrement, celle de *faire un bout de chemin* avec la personne pour l'accompagner vers plus de santé, de bien-être, d'autonomie, d'harmonie, d'épanouissement voire d'apaisement. Dans un contexte professionnel, le maternage et le lien de dépendance qu'il crée sont étrangers à l'action de *prendre soin*.

Prendre soin de l'équipe procède de la même démarche soignante que celle décrite précédemment. Il s'agit bien pour le cadre d'*aller à la rencontre* des personnes — chaque personne — en vue de les *accompagner* dans leur cheminement professionnel, qui n'est jamais isolé de leur cheminement personnel. Certaines nécessiteront une présence plus importante que d'autres, mais toutes nécessiteront de l'attention. À l'instar du *bout de chemin* entrepris avec un malade qui n'est possible que s'il se fonde sur une relation de confiance, la mission du cadre repose elle aussi sur des liens de confiance qui se tissent. Une telle confiance n'est pas le fruit d'une attention à sens unique mais bien d'une attention réciproque, d'une volonté partagée. Ici aussi, la confiance n'est pas acquise une fois pour toutes, elle s'entretient et est alimentée par ce que les uns et les autres vivent ensemble au quotidien. C'est ainsi que l'équipe soignante ne peut s'affranchir d'une attention portée à *son* cadre. Si ce dernier a pour mission de *prendre soin* des soignants, les soignants ont aussi pour responsabilité de se porter une attention mutuelle, notamment vis-à-vis du cadre. Ceci peut se traduire, entre autres, par une écoute attentive, une parole réconfortante voire aussi une interpellation ferme mais constructive sur certaines décisions ou certains traits de son comportement. De la sorte, il s'agit aussi pour une équipe de *prendre soin* du cadre. Si le point de départ du soin procède de l'attention qu'une personne décide de porter à une autre, l'enrichissement, le développement et la pérennité de cette attention relèvent de l'interaction entre les personnes, d'une forme de réciprocité qui nourrit le soin. Un cadre authentiquement soignant et efficace dans sa mission de *prendre soin* de son équipe, s'essoufflera rapidement si son action n'est pas nourrie en retour par la capacité qu'auront les membres de son équipe de lui porter une attention particulière pour l'accompagner dans son cheminement professionnel et personnel. Certains disent que l'on a le cadre que l'on mérite. Il en résulte que le cadre a l'équipe qu'il mérite. Peu importe la pertinence de cette assertion, ce qui apparaît incontournable est que la qualité du fonctionnement de l'ensemble est irrémédiablement liée à la nature des liens que les uns sauront tisser avec les autres. Elle relève donc de la responsabilité de chacun.

LES ACTIONS QUI EN DÉCOULENT

Cette mission principale de « facilitateur » — et j'utilise ici le terme mission dans son sens le plus exigeant, soit le devoir qui incombe, qui est choisi et accepté et pour lequel une personne est envoyée ou « missionnée » — se décline en plusieurs actions que je structurerai autour de six verbes : *favoriser, organiser, communiquer, développer, tenir conseil, former.*

Favoriser

Toutes les actions associées à la mission principale sont reliées entre elles et ne peuvent dès lors être hiérarchisées. C'est donc par choix que je situe le verbe favoriser en premier lieu car il revêt à mes yeux une importance toute particulière dans le contexte actuel.

En effet, une des actions majeures que le cadre, agissant dans une perspective soignante, aura à mener aujourd'hui est celle de *favoriser une atmosphère d'humanité* dans son service et, de façon plus large, dans l'ensemble de la structure. Il s'agit bien par là de s'investir personnellement pour *donner* un visage authentiquement humain à l'organisation, à la gestion et aux rapports entre les personnes. La nécessité de cette *atmosphère d'humanité* est grandissante vu, d'une part, la déshumanisation induite par l'explosion technologique et scientifique et certains principes de gestion guidés par le *tout économique* et, d'autre part, par les turbulences de l'environnement, notamment celles qui traversent le système de soins.

Cette *atmosphère d'humanité* procède de la volonté d'insuffler un véritable **esprit soignant** dans l'organisation, la gestion et les rapports entre les personnes. Dans les faits, il ne s'agit rien d'autre que de poser la question de la **cohérence entre la mission d'une institution, soit le soin porté à la personne en vue de déployer la santé, et la façon de concrétiser cette mission par le comportement des professionnels eux-mêmes et leur organisation**. À titre d'exemple, certains cadres n'hésitent pas à rappeler aux soignants ce qu'est le soin, le respect dû à autrui, la singularité de chaque patient… mais, dans le même temps, organisent l'activité de façon taylorienne et n'expriment pas beaucoup de considération pour la singularité des soignants, qui ont parfois l'impression d'être considérés comme des objets producteurs d'actes de soins. Dans le même ordre d'idée, la cohérence des soignants est parfois mise à mal lorsqu'ils tiennent des propos légers sur tel ou tel malade ou lorsqu'ils témoignent du mépris vis-à-vis de tel ou tel collègue, voire de tel autre corps professionnel. Peut-on prétendre à une authenticité soignante si celle-ci ne se traduit pas dans les rapports entretenus avec tout être humain dans les multiples situations de la vie de tout un chacun ? Qu'on ne s'y méprenne cependant pas ! Il ne s'agit pas là d'une exigence de *perfection* dans les rapports à autrui mais bien d'une exigence d'*intention* associée d'actes concrets. Bien d'autres exemples puisés dans chaque groupe d'acteurs pourraient être exposés…

Choisir d'exercer son métier dans une structure de soins nécessite, quelle que soit la position hiérarchique occupée, d'avoir cette intention d'être un relais vivant, actif, engagé pour une humanité qui se retrouve dans tous les services, dans tous les rouages de l'établissement. Cette nécessité prend une acuité particulière pour tous ceux qui occupent une fonction d'encadrement par laquelle ils ont à donner la tonalité générale de l'orientation prise par la structure. Le tout premier — mais pas le seul — à devoir donner cette tonalité générale, à pouvoir insuffler cet *esprit soignant* propice à une *atmosphère d'humanité* est ainsi le directeur général d'un établissement dont les actes et la façon de les poser apparaissent ainsi comme tout à fait déterminants.

Ces propos peuvent sembler naïfs ou angéliques. Ils peuvent être assimilés à une charmante exhortation humaniste et surtout surréaliste. Il n'en est rien car il s'agit bien par là de resouligner un des éléments incontournables de la responsabilité sociale — c'est-à-dire les actes par lesquels les professionnels répondent de leur engagement devant la société — dévolue à ceux ayant choisi pour activité d'œuvrer pour la santé de la population. L'accomplissement d'une telle œuvre ne peut se faire sans l'engagement de ses acteurs pour un système plus humain et leur investissement pour des institutions davantage portées par un véritable esprit soignant.

Favoriser une *atmosphère d'humanité* se traduit, entre autres, par une prise en compte de la souffrance des professionnels, c'est-à-dire le fardeau qu'il leur est parfois pénible de porter. Cette prise en compte de la souffrance ne se réduit cependant pas à l'organisation de quelques *groupes de parole* animés par des psychologues ou des psychiatres. Si de tels groupes ont certainement leur utilité notamment pour aider à prendre du recul et à exprimer ce qui semble parfois indicible, ils ne peuvent remplacer une prise en compte plus fondamentale de la souffrance. En effet, l'essence même du métier de soignant est de côtoyer la souffrance en vue de tenter d'aider les personnes à souffrir moins en leur existence, dans l'événement qu'ils traversent. Par nature, la souffrance est omniprésente dans toutes structures de soins car c'est pour cela qu'elles sont faites : accueillir des personnes en souffrance ou risquant de l'être pour tenter de leur apporter une aide adéquate.

C'est donc toute l'organisation des structures qu'il convient de penser, non pas pour *pallier* la souffrance des soignants par quelques rencontres ponctuelles, mais bien pour faire de la souffrance une donnée incontournable et irréductible de la pratique même du métier de soignant. Non pas que ceux-ci soient en *souffrance permanente*, car le soin procure bien évidemment aussi du plaisir, mais bien parce qu'ils la côtoient constamment. Dans un de ses travaux, Martine Maggi expose que :

« La souffrance des soignants fait partie du soin parce que celui-ci est une rencontre entre deux personnes qui partagent, qui font ensemble un bout de chemin de vie et que ce chemin est parfois difficile. Elle ne se résout pas par des plans d'amélioration de la qualité, ni même par des salaires plus motivants ; pire, ces réponses en sont la négation et l'aveu de l'impuissance. Exister en tant que soignant, c'est pouvoir partager ces questions de la vie et de la mort. »[40]

On en revient ainsi à l'humanité dans les rapports entre les personnes, à l'esprit soignant qui les anime et à la perspective soignante donnée à l'ensemble de la gestion. Nous ne pouvons espérer demander aux soignants d'être auteurs et acteurs de qualité si la réalité de leur pratique n'est pas prise en compte. N'y a-t-il pas parfois quelque chose d'indécent à parler de qualité ou à vouloir la *qualité totale*, lorsque nous observons les conditions réelles de la pratique — ce qui ne se résume pas, loin s'en faut, à la dotation en effectifs — et lorsque nous voyons combien les métiers soignants sont parfois instrumentalisés. Ces derniers, même s'ils se protègent, ne peuvent jamais se comporter comme des *machines-outils* et dès lors complètement échapper à la pression émotionnelle engendrée par l'essence même de leur démarche, soit la rencontre et l'accompagnement d'une personne qui en son existence nécessite de l'aide pour plus de santé.

Instrumentaliser les métiers soignants revêt des formes diverses qui ne sont d'ailleurs pas toutes attribuables à l'encadrement ou aux autres groupes professionnels. Curieusement, des soignants eux-mêmes y participent en trouvant sans doute là une façon de se prémunir. Ils expriment de la sorte une représentation peu étayée de ce qui fait à la fois la nature profonde et la richesse réelle de leur métier. D'une certaine façon, en agissant ainsi, ils entretiennent eux-mêmes les causes des difficultés qu'ils dénoncent par ailleurs.

À titre d'exemples, les *soignants de chevet* sont instrumentalisés — ou s'instrumentalisent — lorsque leur pratique est conçue et organisée en termes de tâches à effectuer et qui doivent être achevées dans des créneaux horaires précis, par exemple avant la pause-café ou l'arrivée du médecin ou celle de l'équipe suivante. Ils le sont aussi par la désinvolture de certains collègues, infirmiers ou non. C'est le cas, par exemple, lorsque la visite du médecin est aléa-

40. MAGGI M., *La qualité dans le soin — essai de définition, travail de validation des enseignements relatifs au « pôle soin »*, École Nationale de la Santé Publique (ENSP), Rennes, mai 1996.

toire et nécessite de *tout arrêter là* pour l'accompagner. Ils le sont encore par l'organisation très rationnelle de certains services administratifs, logistiques ou d'aide au diagnostic et à laquelle il faut se soumettre ou auprès desquels il faut parfois longuement plaider sa cause, c'est-à-dire celle des patients... Ils le sont également par la façon dont sont parfois élaborés les horaires, voire la façon dont ils sont modifiés, par les *arrangements* quelquefois fréquents qu'il faut inventer dans l'urgence pour faire face à telle ou telle absence. Ils le sont par des outils qui n'apparaissent pas toujours aidants ou des théories ou conceptions abstraites qui leur sont imposés ou qui leur sont présentés un peu comme des *prêts à penser.* Ils le sont enfin par une masse parfois considérable de procédures, protocoles, expérimentations... mis au point entre autres par des *cadres transversaux* qui ne prennent pas toujours conscience que leurs travaux et projets, même lorsqu'ils sont justifiés et intellectuellement intéressants, viennent se surajouter au poids ressenti par des épaules qui aspirent à être allégées. Bien sûr tous ces exemples font partie de la vie quotidienne dans les structures et semblent à certains incontournables. Tout cela, néanmoins, alimente le mal-être, voire la souffrance du soignant qui n'a pas toujours le sentiment d'être considéré comme une personne, alors que c'est ce qu'on lui demande le plus fondamentalement d'être pour *prendre soin* d'autrui.

On le voit, favoriser une *atmosphère d'humanité* nécessite un engagement fort des cadres, à la fois pour insuffler un esprit soignant dans tous les rouages de la structure et pour interroger la cohérence, tant celle des comportements que celle de l'organisation. À titre d'exemple, à elle seule, la façon que nous avons d'accueillir des nouveaux professionnels, des stagiaires ou tout simplement ses collègues chaque matin... peut être un révélateur intéressant de cette notion de cohérence.

C'est parce qu'une évolution en ce sens est à la fois possible et désirée, tant par les professionnels que par la population, que nous avons besoin de cadres éclairés et animés par la perspective soignante, imaginatifs, créatifs, audacieux... non pas, une fois de plus, pour *réorganiser* les modalités existantes de la pratique mais bien pour la repenser à partir de la nature profonde du soin.

Cette atmosphère d'humanité, favorisée par l'engagement et les actions des cadres, est porteuse d'espoir car elle est le terreau indispensable pour le développement d'une pratique significative et respectueuse des personnes, que celles-ci soient soignées ou soignantes.

Organiser

Dans son sens premier, organiser c'est *rendre apte à la vie*, ce qui nous rapproche à nouveau du cadre-manager. Il s'agit, de la sorte, de penser et de mettre en œuvre avec méthode l'organisation propice à la vie d'une équipe, d'un service et au bon déroulement de l'activité. Organiser c'est ordonner, structurer, et dans les faits c'est *mettre en ordre*. La notion d'ordre n'est pas toujours appréciée car elle éveille parfois de douloureux souvenirs ou ouvre la voie à des pratiques étrangères à une perspective soignante. La frontière entre l'intention d'ordonner et les ordres donnés s'avère quelquefois ténue... L'ordre voulu par un cadre autoritaire est rarement propice à la vie. Il a plutôt pour effet de l'étouffer en ne laissant s'exprimer qu'une pensée unique débouchant sur une équipe au comportement uniformisé. Il m'est arrivé d'observer que certains services sont tellement bien ordonnés que les équipes qui y travaillent en deviennent rangées. Le cadre y a tout prévu, planifié, programmé... évitant ainsi au personnel d'avoir à prendre des initiatives qui pourraient perturber l'organisation, qui feraient désordre.

Ce n'est pas de cet ordre là dont il est question ici, mais bien de celui qui à la fois facilite la pratique des professionnels et qui les sécurise. Faciliter c'est rendre plus facile l'exercice de l'art soignant en veillant à la logistique, en organisant les circuits, la répartition des activités, l'approvisionnement, les horaires... bref, tout ce qui gravite autour de la pratique et est déterminant pour celle-ci. La question qui se pose au cadre en matière d'organisation est double :

– que puis-je faire pour que le personnel soignant soit le moins distrait possible de sa mission première qui est de prendre soin des personnes qui lui sont confiées ?

– est-ce que tout ce que je mets en place — ou me propose de mettre en place — comme outils, procédures, modalités diverses de fonctionnement... facilite le métier des soignants et est propice à l'émergence d'un esprit soignant dans mon service ?

De telles questions ne concernent pas uniquement l'encadrement de proximité mais l'ensemble de la hiérarchie, des partenaires professionnels et des services d'une structure. Le cadre de proximité peut néanmoins agir dans son service en simplifiant ce qui peut l'être, en identifiant les sources de dysfonctionnement et en réorganisant ce qui dépend essentiellement de lui. Il se doit également d'agir pour que des causes de dysfonctionnement extérieures au service soient connues et, le cas échéant, s'indigner de l'absence de solutions ou de prise de décision. Que penser, par exemple, de services qui vivent chroniquement des problèmes d'approvisionnement en linge ou dans lesquels les repas arrivent régulièrement froids ? Ne pas s'indigner et s'accommoder d'une certaine façon de cette situation, n'est-ce pas devenir complice, plus ou moins malgré soi, de cette forme de légèreté dans la gestion de l'établissement ?

L'organisation sert aussi à apporter de la sécurité à l'équipe en lui donnant des points de repères. Elle montre un cadre qui assume ses responsabilités et qui prend, le cas échéant, position face à telle ou telle situation. Le sentiment de sécurité est important pour un exercice professionnel plus serein et épanoui, donc plus propice à une pratique soignante artisanale où la prise de risque dans la rencontre et l'accompagnement d'autrui est omniprésente. L'ordre dans le fonctionnement contribue à la sécurité des professionnels en particulier dans les périodes de turbulences — comme celles que connaît aujourd'hui le système de soins — avec son lot d'incertitudes et d'inquiétudes. Le comportement du cadre est déterminant pour ce sentiment de sécurité. La sérénité qui est la sienne, sa capacité de relativiser, de prendre du recul, d'exprimer une pensée construite et nuancée, de s'engager et de tenir ses promesses… sont autant d'éléments qui lui donnent une image de *force tranquille* auprès de laquelle le personnel peut se rassurer, se sentir en sécurité et dans laquelle il peut avoir confiance.

Communiquer

La communication est parfois encore confondue avec la *circulation de l'information*. S'il appartient au cadre, et en particulier au cadre de proximité, d'être un relais actif dans la diffusion de l'information, tant ascendante que descendante, communiquer procède d'une démarche plus complexe. Il s'agit, en effet, de **mettre en commun**, à la fois au sein même de son équipe mais aussi dans les rapports que cette équipe entretient avec son environnement institutionnel, un certain nombre d'interrogations, d'étonnements, d'aspirations, d'espoirs, d'analyses, de dysfonctionnements, de satisfactions ou de désenchantements, de projets... Cette *mise en commun* équivaut à faciliter l'établissement de liens entre les professionnels d'une même équipe ou entre des professionnels de secteurs différents mais dont l'action est interdépendante.

Il peut s'agir, par exemple, de susciter la parole des infirmières et des aides-soignants, de les aider à la structurer afin de la partager avec les médecins et les administratifs. Il peut aussi s'agir de servir d'intermédiaire entre la parole de ces deux derniers groupes afin de la partager avec son équipe. L'exemple repris en annexe et intitulé « Échanges de communication : ce qu'une infirmière voudrait dire aux médecins et aux administratifs, ce qu'un médecin voudrait dire aux infirmières et aux administratifs, ce qu'un administratif voudrait dire aux médecins et aux infirmières »[41] peut servir de référence intéressante.

Au-delà de l'échange de préoccupations et de l'établissement de liens entre les acteurs, la communication est un moyen important pour alimenter le cheminement d'une équipe. C'est pourquoi elle repose sur une écoute véritable, celle qui se veut accueillante à la parole d'autrui et qui ne cherche pas d'emblée à reformuler les propos pour parfois les orienter dans tel ou tel sens. Cette écoute témoigne d'un cadre qui est attentif à **ne pas vouloir manager par la persuasion**. En effet, il y a à la fois un manque d'humilité et de respect, lorsque l'on cherche à persuader, ce qui n'est pas à confondre avec chercher à faire évoluer une idée, une vision, une représentation. Il y a manque d'humilité car vouloir persuader c'est se fermer à la pensée des autres qui pourraient pourtant nous aider à faire évoluer notre propre pensée. Une telle persuasion équivaut à ne pas être prêt à changer de point de vue ni surtout à accepter celui de ses interlocuteurs. Il n'y a ainsi aucune perméabilité à l'apport des membres de son équipe ou de ceux qui participent à une réunion entravant, du même coup, toute possibilité d'apprentissage mutuel et de développement. Il y a également manque de respect car la persuasion n'est pas propice à l'élaboration chez nos interlocuteurs d'une pensée personnelle, un peu comme si nous ne leur reconnaissions pas cette capacité de réfléchir par eux-mêmes.

---

41. Écho du 30e cycle de perfectionnement en sciences hospitalières de l'Université catholique de Louvain (UCL), « Échanges sur la communication », témoignages de A. Deruelle, Th. Muller et G. Saelens, in *Info Nursing*, Bruxelles, n° 53, octobre 1995, pp. 2-7.

C'est parce que le management par la persuasion n'est ni pertinent ni efficace durablement que la *mise en commun* des réflexions de chacun apparaît comme particulièrement importante. C'est bien par la *mise en discussion* des sujets les plus divers en rapport avec le soin, que la pensée pourra être stimulée, que chacun pourra cheminer — se mettre en route — revoir ses certitudes et peut-être avoir ce *déclic* qui déclenche un appétit pour une autre vision des choses ou amorce d'autres comportements.

Si communiquer nécessite de l'humilité pour ne pas chercher à persuader, cela nécessite aussi de la simplicité, à la fois dans le comportement et dans le langage utilisé. Si le recours à des mots compliqués, ou peu usités, peut témoigner d'une certaine érudition, ceux-ci sont rarement propices à la mise en commun authentique d'un certain nombre de questions.

Communiquer, écouter, susciter la discussion avec simplicité et ne pas chercher à persuader, sont des mots qui contribuent grandement à la crédibilité du cadre et donc à la reconnaissance de sa fonction. Non pas que celui-ci ne puisse plus prendre de décisions. Mais justement celles qu'il prendra, sans être forcément consensuelles, seront le reflet d'une pensée nourrie tant par ses idées personnelles que par les échanges qu'il aura eus avec différents collaborateurs.

Développer

Parmi les actions associées à la mission fondamentale du cadre, il y a celles contenues dans le verbe développer. Il s'agit de développer l'activité et les connaissances relatives à la pratique soignante, mais aussi de développer les réseaux, les partenariats, les synergies, l'ouverture vers les autres services et vers la cité.

Le verbe développer prend plusieurs significations qui ont toutes leur intérêt ici. Le premier sens est celui d'*enlever ce qui enveloppe* ce qui permet de dévoiler ce qui existe, alors que ce n'est peut-être pas visible d'emblée. Il y a également *étendre ce qui est plié*, c'est-à-dire déployer, dérouler ce qui est présent mais qui est resté dans l'ombre, replié sur soi. Il y a aussi *faire croître, donner de l'ampleur*, ce qui témoigne d'une ambition d'accroissement, d'élargissement.

C'est par l'action de développer que le cadre montrera une certaine ambition pour son service et qu'il pourra y insuffler un certain dynamisme stimulant, permettant à l'équipe de progresser dans sa pratique, d'être mise en relation avec d'autres structures et d'autres acteurs.

Développer l'activité c'est la faire croître. Un tel développement, s'il peut contenir un aspect quantitatif, concerne aussi, voire surtout, le contenu qualitatif. C'est dans cette rubrique que se situe l'intérêt du cadre pour les nouveautés, que celles-ci soient techniques, théoriques, conceptuelles ou organisationnelles. Il est curieux, il reste en éveil, il va de l'avant afin d'actualiser ses connaissances et les partager avec l'équipe en vue de les discuter et, le cas échéant, les répercuter dans la pratique.

Développer l'activité, c'est aussi la faire sortir de l'ombre, de l'*enveloppe* qui la contient. En effet, la pratique soignante est constituée d'œuvres de création à chaque fois uniques, par essence discrètes qui gagneraient à être valorisées et partagées avec d'autres professionnels, non pas pour les *offrir en spectacle* mais pour les mettre en valeur. C'est là que le cadre peut aider l'équipe à présenter telle ou telle situation de soin lors d'un colloque interne. C'est là qu'il peut aussi, par un lent et minutieux travail de réflexion et de conceptualisation, proposer à l'équipe de rédiger un article en vue d'une publication ou de présenter une communication lors d'un congrès. Certains se montrent réticents, pensant que le service n'a rien de particulier à montrer, rien qui puisse susciter l'intérêt des autres professionnels, en fait, rien de spectaculaire, rien d'*intéressant*. C'est une erreur assortie d'un manque d'ambition, dans la mesure où aucune situation de soin n'est banale car elle concerne à chaque fois la vie singulière d'une personne. Elles sont dès lors toutes intéressantes et toutes dignes d'intérêt. En revanche, nombre d'écrits ou de communications sont médiocres d'un point de vue soignant, car ils ne mettent pas en lumière la singularité des situations abordées et toute la subtilité de l'art soignant qu'elles ont nécessité. Ils ne sont dès lors pas présentés de façon intéressante, ce qui n'enlève rien à l'intérêt intrinsèque des situations elles-mêmes.

C'est par ce genre de développement de l'activité que les connaissances pourront croître et, surtout, que le contenu réel de la pratique des *soignants de chevet* pourra mieux être mis en valeur.

Le développement concerne aussi l'ouverture vers l'extérieur. Il s'agit à la fois de s'étendre et de croître mais dans le but de rencontrer d'autres professionnels ou d'autres acteurs, de procéder à des échanges entre les services pour améliorer les compétences réciproques. C'est le développement d'un travail en réseau où chaque partenaire de ce réseau est à la fois une ressource et un bénéficiaire. C'est également inventer de nouvelles formes de partenariat, que ce soit avec des centres de formation, des organismes ou services d'aide aux malades ou à leur famille, ou encore des associations à caractère humanitaire. Cette ouverture vers l'extérieur peut être perçue comme une charge de travail supplémentaire. Elle l'est d'une certaine façon, ce qui n'équivaut pas forcément à un fardeau supplémentaire. En effet, cette démarche procède d'une ouverture vers la cité donc d'un élargissement de l'horizon des professionnels. La satisfaction qu'ils peuvent en retirer ne peut les laisser indifférents dans la perception qu'ils ont de l'utilité sociale de leur métier.

Développer l'activité d'un service, que ce soit par l'actualisation des connaissances, le partage et la diffusion d'expériences ou encore par les liens qui se tissent avec de nouveaux partenaires et qui constituent, progressivement, un réseau notamment avec la cité, est un atout pour une équipe. Ainsi, s'ouvre-t-elle au monde et donne-t-elle une dimension autre à sa mission soignante.

Tenir conseil

Voir dans le cadre un *conseiller* qui sait *tenir conseil* vient en corollaire des notions de communication et de développement. Il s'agit par là de savoir, dans une situation délicate, ou à propos d'objectifs nouveaux, délibérer avec les acteurs concernés pour préparer une décision et envisager les modalités de l'action à entreprendre. Le *tenir conseil* peut s'exercer de différentes manières et en des circonstances diverses :

– avec un membre particulier de l'équipe pour faire le point avec lui et échanger à propos de sa pratique, de son cheminement…

– avec l'équipe dans son ensemble pour partager des satisfactions, des difficultés ou échanger à propos des voies possibles à emprunter ensemble pour améliorer le fonctionnement et le service rendu…

– avec d'autres cadres ou des experts pour l'étude de problèmes transversaux dans l'établissement et, de ce fait, ensemble chercher à augmenter le nombre des issues possibles et les chemins pour y accéder…

La pratique du *tenir conseil* entre soignants a aussi le mérite d'entraîner chacun au *tenir conseil* avec les patients ce qui est, nous l'avons vu, un aspect important de la double fonction d'expert et de conseiller assurée par les soignants.

Former

Situer le cadre comme formateur dans son équipe ou dans son service n'est pas courant dans la mesure où la formation est le plus souvent organisée par un service distinct dont c'est la mission et qui fera lui-même appel à des formateurs extérieurs ou à une équipe interne spécialisée.

Si j'accorde de l'importance à ce que le cadre, tout particulièrement celui de proximité, exerce aussi une activité de formateur au sein de son équipe, c'est parce qu'il occupe une place de choix, on peut la qualifier de privilégiée, pour être formateur dans un domaine très précis et circonscrit, celui de l'émergence dans son service d'un **esprit soignant**. Il ne s'agit pas là d'actions de formation à caractère instrumental et relatives à l'acquisition de nouvelles connaissances ou habiletés techniques, mais bien d'une action centrée exclusivement sur le développement d'un état d'esprit qui se prolonge dans les principes et moyens d'organisation.

Une telle formation n'est pas à confondre avec l'animation de quelques réunions. Elle se doit, en effet, d'être prévue au plan de formation, de se dérouler dans les locaux généralement utilisés pour la formation continue et de regrouper toute l'équipe même si cela nécessite, pour des raisons liée à la continuité de l'activité, de la répéter plusieurs fois. Elle n'est pas non plus accessible à tout cadre car une formation-action de ce type ne peut-être menée que par un cadre qui se sent compétent en ce domaine, qui a réussi à tisser des liens de confiance avec les professionnels de son équipe, qui leur a montré sa capacité de *prendre soin* d'eux et qui leur apparaît dès lors comme aidant et crédible.

Le but ainsi poursuivi est double.

D'une part, **faciliter l'expression de la parole et susciter la réflexion sur** deux notions fondamentales que sont **le soin et la santé**. Non pas en vue d'utiliser un *langage commun* mais bien de se référer à une *compréhension commune* de ces deux notions. Cela peut sembler superflu de revisiter le sens de ces mots qui semblent si évident pour des professionnels de la santé. Certains n'hésiteront pas à trouver qu'il y a du gaspillage de temps dans une telle démarche. Les soignants et les cadres manquent d'ailleurs parfois de modestie en regard de tels mots, eux qui, quotidiennement, les utilisent pour traiter de leur pratique. Je me souviens de la réticence de nombre de mes étudiants qui, fort de leur longue expérience dans les structures de soins, ne voyaient pas l'utilité d'aborder, à nouveau, ces thèmes-là, ni pourquoi j'allais leur demander de consacrer du temps — leur temps — à me produire des travaux sur un tel sujet. Pour la plupart, — mais pas pour tous bien évidemment — leur réticence s'amenuisait au fur et à mesure de leur parfois douloureuse prise de conscience. En effet, malgré leur expérience le plus souvent riche et variée, ils avaient bien des difficultés à sortir d'un vocabulaire stéréotypé et à exprimer simplement une pensée claire et construite sur ces notions pourtant fondamentales. Que de fois, les plus réticents ne m'ont-ils pas exprimé leur satisfaction d'avoir ainsi eu l'occasion de se forger une autre représentation de ce qui allait servir de fondement même à l'orientation de toutes leurs actions futures.

Cette expérience personnelle n'exprime aucun reproche mais montre la nécessité, au-delà des évidences, de se mettre, de se remettre en route, dans un service donné, sur le chemin d'une pensée du soin et de la santé. Penser, reconsidérer ce qu'est le soin lorsqu'il a la santé pour horizon, est certainement ce dont les professionnels ont le plus besoin aujourd'hui afin de prendre du recul et de donner du sens à leurs actions.

Pour amorcer cette démarche, le cadre peut, par exemple, proposer tel ou tel document à la lecture du groupe. Il peut s'agir d'un article issu de la presse professionnelle ou même de la presse grand public, d'un document officiel telle la « Charte du patient hospitalisé » reprise en annexe, d'un témoignage écrit telle une lettre adressée par un malade ou ses proches à la direction de l'établissement… l'important, en fait, est que le document serve le but poursuivi, soit la parole et la réflexion sur le soin et la santé et leurs modalités d'organisation en un service donné.

Une autre façon de procéder peut être celle utilisée par un cadre infirmier d'un hôpital universitaire qui ne voyait vraiment pas comment mettre en œuvre son action de formateur au sein de son équipe. En désespoir de cause et, d'après ses dires, sans aucune conviction personnelle quant au résultat escompté, il s'est décidé à déposer une petite boîte en carton dans son unité de soins. Il a demandé à chaque membre du personnel, sans distinction de qualification, d'y déposer anonymement un petit bout de papier sur lequel il exprimait en quelques mots *pour moi prendre soin c'est...* La quasi totalité des membres de son équipe s'est soumise à ce petit exercice qu'il restait maintenant au cadre à dépouiller et surtout à exploiter. Il a pu ainsi classer les mots-clés par ordre de fréquence et identifier quelques phrases types. Sans trop s'en rendre compte au départ, il s'était ainsi constitué une base de données dont l'important n'était pas la fréquence des mots mais bien leur nature, leur diversité. À titre d'exemple, voici quelques phrases exprimées par les membres de son équipe :

« *Prendre soin* c'est :

– satisfaire les besoins du malade, être à son écoute et veiller à ce que son environnement soit le plus agréable possible ;

– aider l'autre à retrouver et garder ses ressources physiques, psychiques, spirituelles et affectives afin qu'espoir et bien-être demeurent au fond de son « être » ;

– être à l'écoute du malade et l'aider à avoir confiance en sa guérison ;

– s'intéresser à l'autre ;

– aider la personne à trouver une partie de son indépendance en fonction de notre compétence ;

– aller au-delà des demandes ;

– agir avec bonne humeur ;

– que le malade soit dans un confort agréable ;

– communiquer, être à l'écoute pour un meilleur séjour ;

– faire en sorte que le malade se sente bien ;

– aider la personne à faire ce qu'elle ne peut faire seule ;

– effectuer les actes relevant du rôle propre infirmier ;

– effectuer les soins délégués par les médecins. »

À partir de ces phrases et des différents mots exprimés, il a pu amorcer la discussion. Celle-ci ne portait pas sur la pertinence des mots — aucun d'eux n'est évidemment bon ou mauvais — mais bien sûr leur sens, leur intérêt pour la pratique, leurs limites. Parmi les mots les plus fréquemment cités, on retrouvait notamment celui de *besoin*. Cette notion est certainement importante pour *prendre soin* des personnes mais ouvre d'emblée la voie à une série de questions :

– qu'est-ce qu'un besoin ?
– les besoins sont-ils identiques pour chacun ?
– quelle différence y a-t-il avec un désir ?
– la demande formulée équivaut-elle à l'expression d'un besoin ?
– au-delà des besoins, des désirs, des demandes, n'y a-t-il pas aussi des ressources ?
– comment identifier les ressources propres à une personne et comment les intégrer dans ma démarche soignante ?
– …

Autant de questions qui permettent d'aller au-delà des évidences. Il s'agit par une méthode simple, par des mots et des phrases tout aussi simples, de s'offrir un moyen parmi d'autres pour se mettre en discussion et progresser sur un chemin de pensée.

D'autre part, une telle formation a également pour but d'**explorer d'autres modalités d'organisation ainsi que la création d'outils** qui se fondent sur la pensée élaborée lors de la première phase. C'est ainsi que la cohérence peut être interrogée puis réenvisagée. Lorsqu'une équipe a approfondi sa réflexion sur sa mission — le soin et la santé — et a identifié les implications d'une telle réflexion sur l'exercice de son métier — l'art soignant — elle est maintenant apte, avec une plus grande facilité, à repérer, à inventer les modalités organisationnelles les plus pertinentes et les outils les plus aidants pour la pratique quotidienne. C'est de cette façon que l'organisation et les outils peuvent s'inscrire avec cohérence dans une perspective soignante, car ils ont été pensés et créés par une équipe soignante à partir d'une compréhension partagée de ce qui est le fondement même de la pratique.

Confier une telle formation au cadre de proximité, c'est lui permettre, à la fois, de cheminer personnellement, d'accompagner le cheminement de son équipe et d'être avec elle en prise directe sur la réalité. Une telle démarche est particulièrement favorable au développement d'un esprit d'équipe — qui n'est dans ce cas-là pas éloigné d'un esprit soignant — et au renforcement du climat de confiance, donc de sérénité.

Notons, néanmoins, que le cadre en tant que formateur aura lui aussi besoin de se former à ce genre d'actions et d'être accompagné dans sa démarche. C'est là que le service de la formation continue, soit par des ressources internes à la structure, soit par celles qu'il sollicitera à l'extérieur, pourra assurer le *coaching* du cadre, son accompagnement.

Mentionnons, avec insistance, que l'émergence d'un esprit soignant ne peut se limiter à un moment de formation. Celui-ci n'est qu'un moyen pour l'amorcer ou le renforcer. Un tel esprit, pour être développé et surtout entretenu, relève de ce que les uns et les autres vivent ensemble quotidiennement.

QUELQUES SUGGESTIONS POUR UN EXERCICE RECONNU

Être présent au cœur de l'activité

La première suggestion semble d'une grande évidence. En effet, pour qu'un cadre puisse être réellement aidant, il lui faut être présent. En particulier pour les cadres de proximité, il s'agit d'être présent au cœur de l'activité. Nous observons néanmoins que de nombreux cadres ont de bonnes raisons de s'absenter pour se rendre à de multiples réunions, des rencontres diverses, des sessions de formation… Tout cela est bien mais n'est bon que lorsque ce n'est pas ressenti comme pesant pour l'équipe ou ne se fait pas au détriment du bon déroulement de l'activité. Quelle image les soignants peuvent-ils avoir d'un cadre et quelle crédibilité peuvent-ils lui accorder s'ils ont le sentiment d'être délaissés au profit de multiples activités extérieures au service ? Bien sûr toutes ces réunions sont voulues par la direction et servent à préparer un avenir meilleur… Mais des choix s'imposent et des priorités sont à établir. Le poids des difficultés du moment associé à l'absence de celui qui est censé les résoudre ou, en tout cas, partager une part du fardeau avec eux, laisseront un goût amer aux professionnels et ne seront pas propices à l'établissement ou au renforcement des liens de confiance.

Offrir des espaces de liberté

La deuxième suggestion peut sembler contredire la première. Elle est relative à la marge de manœuvre dont chaque professionnel a besoin pour exercer son métier. Si le cadre se doit d'être présent au cœur de l'activité, ce n'est pas pour restreindre l'action des soignants mais bien pour la faciliter. Le métier soignant est un art qui s'exerce dans des situations singulières nécessitant de constantes initiatives et adaptations. Il s'agit, par ces dernières, de créer les conditions favorables pour la rencontre et l'accompagnement de la personne soignée. Il en résulte que la qualité de la pratique va en grande partie être déterminée par le soignant lui-même.

C'est la raison pour laquelle, de façon encore plus évidente dans les métiers à caractère artisanal, un espace de liberté s'avère particulièrement nécessaire pour que le professionnel puisse y être auteur et acteur de qualité. De par sa présence, le cadre peut favoriser cet espace. Il apporte de l'oxygène dans le fonctionnement de l'équipe ainsi que de l'aide aux artisans du soin en agissant auprès d'eux comme *personne ressource*, celle à laquelle le soignant peut s'adresser pour faire part de ses hésitations dans telle ou telle situation de soin, pour demander un conseil ou même livrer ses difficultés ou ses émotions.

Au niveau plus institutionnel, l'**espace de liberté** concerne la possibilité qu'ont les soignants de penser leur pratique en alimentant cette pensée de références diverses. C'est la raison pour laquelle il apparaît dommageable à la qualité même du soin de vouloir imposer une théorie ou une conception de référence. Même si cela tend à s'atténuer, il est encore répandu de dire aux soignants *voilà la théorie sur laquelle se fondent les soins infirmiers dans notre hôpital*. Une telle façon de faire restreint la dynamique de pensée, l'espace de liberté du soignant qui aura parfois bien du mal à *faire entrer tel patient dans telle théorie ou à appliquer telle théorie à tel patient*. Une telle pratique devient ainsi un déterminant de non-qualité. Thomas Merton nous fait part de ses réflexions sur le sujet :

« Ce que notre époque a de terrible, c'est la facilité avec laquelle les théories peuvent être mises en pratique. Plus elles sont parfaites et idéalistes, plus leur mise en œuvre est horrible. Nous commençons enfin à redécouvrir ce que les anciens savaient sans doute mieux, dans les temps primitifs, avant l'invention des utopies : que la liberté est liée à l'imperfection, et que les limites, les défauts et les erreurs sont non seulement inévitables, mais encore salutaires.

Le mieux n'est pas l'idéal. Là où ce qui est le mieux en théorie est imposé à tous comme *la norme*, on ne peut même plus être bon. Le mieux, imposé comme norme, devient mauvais »[42].

Ceci n'empêche nullement d'indiquer quelques principes et valeurs de références mais ces dernières n'ont pas la prétention d'une théorie et, d'autre part, si elles donnent un cadre à l'espace de liberté, elles n'en quadrillent pas pour autant le contenu.

Être porteur d'une parole soignante

La troisième suggestion constitue, à mes yeux, un autre élément essentiel du métier de cadre. Il s'agit pour ce dernier de rester porteur d'une parole soignante. En effet, le cadre infirmier fonde une partie de sa légitimité sur son origine soignante. Un problème surgit néanmoins lorsque cette origine se fait de plus en plus lointaine et lorsque son discours semble plus marqué par les préoccupations diverses, notamment de gestion, que par celle de la pratique de l'art infirmier. Or la seule véritable raison de confier l'encadrement d'un service infirmier à une infirmière ou un infirmier est bien de repérer chez ces cadres **une parole infirmière associée à des compétences gestionnaires**.

Dans certaines écoles de cadres, les étudiants sont invités, dès le premier jour de leur formation, à faire le *deuil* de leur métier infirmier. Si l'intention est certainement de les inviter à rompre avec une pratique infirmière de type clinique, le mot utilisé et l'image qu'il véhicule peuvent provoquer chez certains de ces étudiants une forme de rejet ou d'oubli de la chose perdue. Or, ce qui fait tout l'intérêt de ces formations ce n'est pas l'apprentissage de la gestion, ce que des écoles renommées et spécialisées en ce domaine réalisent d'ailleurs fort bien, mais plutôt leur capacité de former des étudiants capables d'établir des liens entre la réalité de la pratique soignante d'une part et les exigences de gestion d'autre part.

---

42. MERTON T., *Réflexions d'un spectateur coupable*, Albin Michel, Paris, 1970, pp. 109.

Il est donc impératif qu'un cadre soignant reste porteur d'une parole soignante et que celle-ci soit repérable dans tous les actes de gestion qu'il pose. Cette parole soignante se doit d'être présente quelle que soit la place occupée par le cadre, qu'il soit de proximité ou directeur des soins infirmiers. À l'instar de l'arbre dont la moindre feuille, même la plus élevée, est alimentée par ses racines, le cadre, même le plus important, ne peut se couper de ses racines soignantes qui sont la base incontournable de la reconnaissance de sa légitimité. L'absence de parole soignante discrédite le cadre et ainsi ne lui permettra plus de tisser des liens de confiance avec son équipe ou avec la *base*. Il ne sera plus dans les conditions requises pour insuffler un esprit soignant et faciliter la pratique. Il ne pourra pas remplir sa mission. Une telle parole soignante n'est pas à opposer à une logique gestionnaire mais bien à intégrer à celle-ci. C'est la rencontre entre ces deux types de logiques ou, plus exactement, la capacité qu'a le dépositaire d'une logique, sans renier la sienne, de s'ouvrir à un autre type de logique, qui fait la pertinence et la performance d'un cadre soignant ou d'un cadre gestionnaire qui exercent leur métier dans une institution qui a pour mission première le soin. C'est, d'une certaine façon, ce que rappelle Henry Mintzberg traitant des difficultés rencontrées par les hôpitaux au Canada :

« Il est très difficile de changer une organisation du travail si vous ne connaissez pas de façon intime le métier. Les administratifs de la santé ne peuvent comprendre qu'avec énormément de difficultés ce qui se passe chez les cliniciens. Cela ne veut pas dire qu'il faut laisser faire les cliniciens. Cela veut dire qu'il faut les amener à prendre eux-mêmes en charge le problème. »[43]

La parole soignante est à mettre en rapport avec l'authenticité dont témoigne le cadre dans ses rapports à autrui. J'utilise le terme authenticité au sens d'*être en vérité avec soi-même*. L'authenticité n'est pas à confondre avec les apparences exprimées, par exemple, par certains discours à connotation humanistes. Il s'agit d'*être vrai*, ce qui est d'une complexité bien plus grande qu'il y paraît. Pour le philosophe Pierre-Philippe Druet,

« être vrai demande l'accueil de la réalité dans sa complexité, c'est-à-dire sa réalité personnelle propre, celle des autres et celle du monde, sans jamais les ramener à des schémas tout faits, à des

43. MINTZBERG H., « Nous vivons dans le culte du management », in *Sciences Humaines*, hors série, n° 20, mars-avril 1998, pp. 16-18.

stéréotypes. Il s'en suit que la personne vraie croit dans les humains, tels qu'ils sont, tels qu'ils peuvent être, tels qu'ils doivent être. Elle est fidèle à elle-même et aux autres, non seulement dans leur état présent, mais dans leur cheminement possible. Elle porte une espérance fondamentale, d'autant plus forte que, fidèle à la réalité, elle n'ignore pas les limites, les pesanteurs et les contraintes de chacun et de tous. »[44]

Apparaît ainsi aisément le lien qu'il y a entre cette conception de l'*être vrai* et les exigences liées à la démarche soignante elle-même qui, par nature, nécessite des soignants authentiques ou, plus exactement, en quête de le devenir chaque jour davantage.

Une telle parole authentiquement soignante reflète l'intérêt que le cadre porte à tout ce qui a trait à l'humanité et pas seulement aux rapports humains dans son service. Elle porte en elle une forme de passion qui se dégage, qui se diffuse qui, osons le mot, met une *âme*, dans le service, c'est-à-dire un souffle d'humanité, de sérénité, qui participe au plaisir que les soignants peuvent éprouver à exercer leur métier même si ce dernier les confronte en permanence à la souffrance d'autrui.

Un esprit visionnaire

La quatrième suggestion a trait à la vision du futur. Non pas que le cadre s'apparente à un devin mais bien qu'il témoigne de sa capacité de réfléchir sur le développement des choses, sur leurs futurs possibles. Il est, de la sorte, un *utopiste* au sens étymologique du terme, ce qui lui permet d'imaginer **un lieu qui n'existe pas encore** mais vers lequel il serait bon, il serait désirable de progresser car animé d'une plus grande atmosphère d'humanité. Une telle réflexion partagée avec les membres de son équipe permet d'anticiper les évolutions possibles, de s'y préparer, voire de chercher à les influencer.

Un cadre visionnaire est avant tout ouvert et curieux de ce qui se passe dans la société, que ce soit au plan humain, social, politique, économique, législatif, technologique, scientifique... Il s'agit là

44. DRUET P.-Ph., *La raison de la passion — de la liberté et de l'éphémère*, Quorum, Louvain-la-Neuve, 1997, pp. 209-210.

d'autant de paramètres qui ne permettent pas d'affirmer ce que sera demain mais bien d'y réfléchir, d'essayer d'anticiper, de créer des synergies et d'innover. Penser le futur, oser l'utopie, c'est s'autoriser à sortir de la réalité concrète pour explorer des voies qui dessinent un avenir que nous espérons meilleur que le temps présent. C'est s'engager pour être un peu plus acteur et un peu moins spectateur.

Valoriser les compétences

Enfin, la cinquième et dernière suggestion concerne la mise en valeur des compétences. La pratique soignante a pour exigence incontournable le respect des personnes, ce qui ne sera pas confondu, comme je l'ai déjà mentionné précédemment, avec la seule tolérance. Le souci de ce respect se doit d'être omniprésent, notamment dans le rapport que le cadre entretient avec chaque personne de son équipe. Il m'est arrivé quelquefois de constater que l'importance accordée aux professionnels était fonction de leur qualification. Il m'est arrivé également d'entendre des cadres infirmiers parler exclusivement des infirmières de leur service alors que celui-ci comprenait parfois plus de 50 % d'aides-soignants et de personnel d'entretien. Le respect dû à chacun n'autorise pas à ignorer ou même tout simplement à minimiser la présence et l'apport de chaque membre du personnel à la réalisation de l'œuvre commune, celle du soin offert aux personnes. Rappelons qu'en la matière, **les qualifications ne sont pas à confondre avec les compétences**. Ces dernières sont à chaque fois relatives à une situation donnée et ne sont pas acquises, à l'inverse d'une qualification, une fois pour toutes.

Valoriser chacun dans sa pratique se traduit, entre autres, pour un cadre, à ne pas être avare de compliments, non pas les paroles flatteuses qui me semblent davantage s'apparenter au mépris plus qu'au respect mais bien les propos discrets, mesurés et encourageants qui permettent si bien d'esthétiser la pratique soignante, c'est-à-dire d'en révéler la beauté en mettant notamment en exergue cet ensemble de **petites choses** qui la composent et qui passent si facilement inaperçues. Que de fois le cadre, pris dans la *tourmente* du quotidien, ne se montre-il pas plus attentif à ce qui ne va pas ou n'a pas été fait plutôt qu'à toutes ces *petites choses* non programmées que chaque soignant invente et réussit à offrir à un malade témoignant, par là, de son professionnalisme, de sa capacité d'initiative et de sa grande attention aux personnes.

Être plus attentif aux compétences de chacun dans les multiples situations rencontrées et vécues par les professionnels est une source de gratification qui stimule la motivation. Cette attention particulière portée par le cadre aux membres de son équipe participe pleinement au plaisir que le soignant peut éprouver à *prendre soin* des personnes et contribue à alléger le poids du fardeau qu'immanquablement il ressentira à certains moments.

Pour se forger une représentation un peu plus globale de ce cadre-manager soucieux de ménager son équipe pour ensemble vivre bien et aller loin, je me référerai à une brève description rédigée par Meryem Le Saget :

« Heureusement, il y a aussi les entreprises où il fait bon vivre, qui ont la chance d'être dirigées par des hommes ou des femmes exceptionnels, ni héros, ni guerriers, ni saints, ces leaders passionnants — et passionnés — savent en permanence donner à leurs équipes le souffle qui les fait gagner. Dans les difficultés, ils ne ménagent pas leurs efforts pour renforcer le capital-confiance qui les unit à leurs salariés; dans les succès, ils savent reconnaître humainement et financièrement les équipes qui ont produit de bons résultats. On aurait tous envie d'être dirigés par ces personnes-là, qui savent si bien :

1. assurer la cohérence des objectifs et la motivation des équipes;
2. inspirer les personnes pour qu'elles innovent et aillent de l'avant;
3. former, préparer chacun aux compétences du futur;
4. faire circuler l'information entre tous.

En fait, la morale de l'histoire est simple : une entreprise ne peut jamais devenir ce que l'on n'est pas devenu soi-même. »[45]

La mission fondamentale du cadre qui agit dans une perspective soignante, les actions qui en découlent et les suggestions qu'elles m'inspirent sont reprises de façon synthétiques au tableau 3.

45. LE SAGET M. & PESSIN, *Efficace, mais humain quand même*, éditions Liaisons, Paris, 1993, pp. 22.

Tableau 3. — *La mission et les actions du cadre agissant dans une perspective soignante.*

La mission première du cadre est celle de faciliter l'exercice professionnel. Elle est, dès lors, de porter attention au personnel de son service afin de lui offrir les meilleures conditions possibles pour que celui-ci puisse exercer son métier, le développer et s'y épanouir. Il s'agit, par cette mission, de *prendre soin* du personnel, de lui venir en aide afin que celui-ci puisse à son tour *prendre soin* des personnes qui lui sont confiées.

Sa fonction de manager lui permet de s'occuper, dans un contexte institutionnel donné, des professionnels et de son service avec **ménagement** en vue d'ensemble vivre bien et ensemble aller loin.

Cette mission fondamentale se décline en plusieurs actions qui consistent à :

- **favoriser** une atmosphère d'humanité et une prise en compte permanente de la souffrance, tant celle des personnes soignées que celle des personnes soignantes ;
- **organiser** le service afin qu'il soit apte à la vie de l'équipe et de son activité et qu'il procure un sentiment de sécurité ;
- **communiquer** afin de mettre en commun, en écoutant et sans chercher à persuader, les interrogations, les aspirations, les étonnements, les espoirs, les satisfactions et désenchantements, les dysfonctionnements, les projets… ;
- **développer** l'activité du service par l'actualisation des connaissances, le partage et la diffusion d'expériences et par l'établissement de liens propices à la constitution de réseaux ;
- **tenir conseil** en vue de délibérer avec les personnes concernées pour préparer une décision, identifier des voies nouvelles et ensemble envisager les modalités de l'action à entreprendre ;
- **former** son équipe à la perspective soignante par une réflexion sur le soin et la santé et par l'élaboration de méthodes d'organisation et d'outils appropriés.

Pour remplir cette mission et accomplir ces actions, le cadre :

- est **présent** au cœur de l'activité;
- offre des **espaces de liberté** propices à une pratique où les soignants sont auteurs et acteurs de qualité;
- fait preuve **d'authenticité** et reste **porteur d'une parole soignante**;
- témoigne d'une **vision** enrichie du futur;
- respecte les personnes et **valorise leurs compétences** quelles que soient leurs qualifications.

Le métier de cadre infirmier, lorsqu'il ambitionne d'associer les exigences soignantes aux compétences de gestion, est un défi permanent. Le cadre prend soin de son équipe et en valorise les acteurs tout en étant lui-même positivement ambitieux. Il est discret, simple et agit comme vecteur de sérénité tout en n'étant pas effacé… Bref, il met en valeur ceux qu'ils encadrent et forment avec eux un tout indissociable.

Cette image du cadre qui entoure une œuvre tout en en faisant partie, était présentée par Rémy Chapiron à qui je laisserai le soin de clore ce chapitre :

« Me livrant au jeu des associations d'idées, je trouvais une métaphore différente de celle du chef d'orchestre que vous avez évoqué en référence au management participatif. Il s'agit de l'encadreur fixant un cadre autour d'une œuvre.

Je me suis alors demandé à quoi ce cadre pouvait-il bien servir ?

– il délimite l'œuvre, l'espace défini par la toile ;
– il se met au service de l'œuvre ;
– il favorise la mise en valeur des couleurs ;
– il souligne ou atténue les zones d'ombre ;
– il protège l'œuvre ;
– il est parfois discret, d'autrefois plus voyant ;
– il n'écrase pas l'œuvre et ne la domine jamais.

Fort de ces caractéristiques, il peut devenir une partie intégrante de l'œuvre. »[46]

46. CHAPIRON R., « Management participatif : réflexion sur une pratique », *Communication au colloque « Management participatif – Mythe ou réalité »*, Institut de formation des cadres de santé, Centre psychothérapeutique de Laxou, 6 mai 1998.

5

L'organisation de la pratique infirmière

Parmi les grandes préoccupations qui animent aujourd'hui le système de soins, nous trouvons l'organisation des structures. Celle-ci fait l'objet de beaucoup d'interrogations, d'études, d'expérimentations voire de réorientations qui semblent parfois audacieuses, certains diront avant-gardistes. C'est ainsi, à titre d'exemples, que l'on a vu confier en certains endroits la responsabilité d'un département médical hospitalier à quelqu'un d'autre qu'un médecin ou ailleurs, qu'on a rompu le lien hiérarchique qui reliait la direction des soins infirmiers aux infirmières et infirmiers des unités de soins.

Le fondement même de ces préoccupations me semble économique et j'utilise ici ce terme dans son sens noble, celui de l'art de bien administrer les ressources disponibles afin qu'elles puissent efficacement profiter au plus grand nombre. D'une certaine façon, l'économie c'est la *science de la rareté* par laquelle des acteurs responsables sont éclairés, sont inspirés pour que les ressources disponibles, forcément limitées en quelque endroit que l'on se trouve, et donc plus ou moins rares ou perçues comme telles selon les lieux, les contextes et les circonstances, soient le plus judicieusement possible utilisées en vue de faciliter la réalisation de la mission, de l'œuvre auxquelles elles sont destinées. Une telle acception de l'économie est étrangère aux pratiques qui se limitent aux seules préoccupations financières où une confusion s'est instaurée entre la *démarche économique* animée d'un volontarisme éclairé et prudent et celle qui consiste à *faire des économies* qui se réduisent le plus souvent à la seule gestion souvent conflictuelle des budgets, des recettes et des dépenses. Lorsque l'économie ne tient que le discours de l'argent, elle est réductrice et donne une image bassement matérielle. Elle apparaît alors insupportable, en particulier aux soignants, engendrant rejet et gaspillage. En revanche, lorsque le discours économique est celui d'une saine gestion des moyens disponibles – de tous les moyens disponibles – en vue de les ménager, de les utiliser ou de les développer précautionneusement pour les mettre sincèrement au service de la mission fondamentale, alors, elle rencontre l'adhésion et la participation volontaire et créative de tous y compris des soignants. Prise dans son sens noble, l'économie ne peut plus concerner que les seuls économistes ou gestionnaires — ou leur être reléguée — car elle devient l'affaire de tous dans les actes posés quotidiennement et dans les orientations prises et relève, dès lors, de la responsabilité de chacun. Les comportements observés jadis chez certains cliniciens, qui déclaraient volontiers *ne pas avoir à se préoccuper de ce que cela coûte*, ne sont plus de mise car ils ne reflètent pas la pleine prise de conscience de leurs responsabilités qui ne peuvent être que médicales ou cliniques mais qui se doivent, également, d'être sociales incluant, dès lors, les aspects économiques.

Associer la pensée économique à la réflexion sur la réalisation de la mission commune, c'est-à-dire ici celle de *prendre soin* des personnes en vue de déployer la santé, est plus engageant qu'il n'y paraît car elle prive les soignants d'une position assez confortable qui consiste à se réfugier derrière la noblesse de la mission fondamentale pour dédaigner les conditions de sa mise en œuvre. Dans le même ordre d'idée, elle prive les gestionnaires du même confort qui doivent intégrer une perspective soignante à leurs principes de gestion. C'est de l'intelligence qui associe la logique économique à la logique soignante que naîtra une nouvelle orientation. Celle-ci ne sera pas le fruit de la soumission d'une logique à l'autre comme en témoigne l'expression *il faut que les soignants parlent le langage des gestionnaires pour être compris par ceux-ci*, ce qui dans les faits se traduit par une réduction de la pratique soignante à sa seule partie observable et mesurable, donc discutable sur base de données chiffrées. Cette orientation sera, au contraire, le fruit de l'émergence d'une logique de santé de la population — y compris celle des professionnels des structures de soins — qui nécessite la mise en œuvre judicieuse, c'est-à-dire à la fois prudente, audacieuse et éclairée, de moyens multiples, humains, matériels et financiers.

S'inscrire dans cette logique de santé, que je qualifie volontiers de supérieure, c'est s'engager les uns et les autres sur le chemin d'une réflexion et de la mise en œuvre d'actions qui dépassent les habitudes, les clivages corporatistes et l'attrait pour certaines formes de pouvoir. C'est cheminer en étant porté par une intention sincère, celle de la qualité du soin du meilleur niveau *possible* et pour le plus grand nombre en le plus d'endroits et de circonstances *possibles*. Utopie que ce chemin-là ? Certes ! Mais l'utopie n'est pas un doux rêve irréaliste, c'est ce qui permet d'explorer les différentes formes de futurs, d'en dessiner les pourtours, d'en identifier les voies d'accès et de donner du sens, de la force, du relief à la voie empruntée.

Il en résulte qu'accepter la rareté des ressources disponibles comme élément incontournable du contexte et vouloir, dans le même temps, emprunter la voie qui mène à plus de santé de la population par un soin de plus grande qualité nécessite de voir autrement des principes parfois bien établis. Pour Bernard Schmitt traitant de la réorganisation d'un service de diabétologie en France :

« La crise que nous traversons doit être vécue non comme une contrainte démobilisatrice, mais comme une opportunité susceptible de faire naître, à travers les initiatives individuelles et collectives, ainsi qu'à travers les nécessaires mécanismes d'adaptation, des comportements nouveaux et des structures nouvelles qui permettront de concilier cette double exigence éthique et économique. Ce tournant décisif que nous sommes en train de prendre est une véritable révolution dont l'enjeu ne doit échapper à personne : c'est le défi des années à venir, qui conditionnera la capacité de l'hôpital de vivre, à travers sa propre transformation, la mutation de société que nous traversons. »[47]

Il en va ainsi des modalités organisationnelles des structures de soins dont la pertinence était avérée à un moment donné de leur histoire et de celle du développement des logiques professionnelles qui se sont progressivement juxtaposées mais dont l'efficacité, aujourd'hui, mérite d'être revisitée pour une plus grande cohérence et performance de l'ensemble.

C'est ainsi, entre autres, que l'organisation de la pratique infirmière ne peut être valablement envisagée en la pensant pour elle-même, en tant que telle, en l'isolant de l'ensemble plus vaste et plus

47. SCHMITT B., « De la pluridisciplinarité contrainte à l'interdisciplinarité souhaitée », in *Perspective soignante*, 1998, n° 1, pp. 88-99.

complexe qu'est l'organisation de la pratique soignante qui elle-même repose sur une approche résolument pluriprofessionnelle.

ORGANISER LA PRATIQUE SOIGNANTE

Les modalités organisationnelles les plus répandues reposaient, jusqu'il y a peu, sur des logiques professionnelles. Chaque sous-groupe de soignants (médecins, infirmiers, kinésithérapeutes, psychologues, diététiciens, ergothérapeutes, assistants sociaux, sages-femmes, techniciens de radiologie...) s'organisait de façon juxtaposée selon des principes propres à chaque discipline. À l'intérieur d'un même sous-groupe, tel celui des praticiens de l'art infirmier, on observait parfois des modalités où la pratique des infirmières était séparée de celle des aides-soignants.

Tout se passait comme si chacun de ces sous-groupes pouvait penser sa pratique de façon isolée, disjointe de celle des autres. La préoccupation centrale, si elle ne manquait pas de faire référence au malade était, dans les faits, l'organisation interne à un sous-groupe professionnel donné, voire, au sein de ce sous-groupe, l'organisation particulière de quelques personnes. Cette pratique, qui ne se conjugue pas seulement au passé, n'est d'ailleurs pas propre qu'aux soignants et est très largement répandue dans les services logistiques ou dans ceux qui servent de support à la pratique clinique. Les heures de repas servis aux patients ou celles de fonctionnement de certains services, par exemple de radiodiagnostic ou d'explorations fonctionnelles, ne témoignent pas toujours d'une réflexion d'ensemble fondée, à la fois, sur ce qui est bien pour les patients et leurs proches et sur ce qui est le plus favorable à une organisation judicieuse et harmonieuse des différents soignants. C'est ainsi que les malades ont parfois encore à subir les effets de modalités organisationnelles issues de logiques catégorielles et que les infirmières et infirmiers — pour ne citer qu'eux — se doivent parfois encore de s'organiser — ou de se désorganiser — pour rencontrer ou se plier aux exigences ou effets de l'organisation particulière de certains groupes ou services. Il en résulte un gaspillage d'énergie, un sentiment d'insatisfaction né, entre autres, de cette forme de soumission de la pratique des uns aux exigences des autres, et un déficit dans la qualité du service rendu, engendré, notamment, par une approche morcelée, par des durées d'attentes démesurées, par la multiplication des interlocuteurs pas toujours bien informés... Tout cela n'est pas propice à une atmosphère d'humanité, à l'émergence chez les personnes soignées comme chez les personnes soignantes d'un sentiment de sécurité, de sérénité et de respect. Tout cela a un coût dont certains sont apparents et d'autres cachés. Aucun ne peut néanmoins être ignoré car les ressources gaspillées par les uns diminuent la part restant disponible pour les autres et, dès lors, les moyens pour l'accomplissement de la mission commune.

C'est en constatant ces déficits de performance et ces gaspillages de ressources, notamment mais pas exclusivement financières, que d'autres modalités organisationnelles ont été expérimentées essentiellement en Europe du Nord ainsi qu'aux États-Unis et au Canada. Un document publié en 1996 par l'Association des Hôpitaux du Québec (AHQ) et intitulé *Regards sur les tendances en matière d'organisation des établissements de santé*[48] présente d'intéressantes indications. Dans leur avant-propos, les auteurs exposent l'orientation générale qui est prise :

« Il se produit actuellement des changements organisationnels majeurs dans le système de soins. [...] Plusieurs facteurs largement documentés, tels la situation des finances publiques ou encore le virage ambulatoire pour ne donner que ceux-ci, expliquent le contexte de bouleversement dans lequel sont plongés tous les acteurs du système de soins. Il faut considérer par-dessus tout la population qui exprime à la fois son inquiétude face aux changements qu'elle comprend mal et son attachement au réseau de services.

Un consensus solide est en train de se créer en faveur de la notion de réseau intégré de services et qui oblige tous les acteurs du système à modifier leurs façons d'interagir entre eux. Il faut s'habituer à répondre concrètement aux impératifs d'un réel réseau intégré, à savoir de rendre accessible à une communauté donnée une gamme complète de services de santé et de services sociaux de haute qualité, c'est-à-dire pertinents, efficaces, efficients, coordonnés et dispensés dans différents lieux.

Si le système est maintenant engagé dans un processus de restructuration incontournable d'aucuns verront dans ce contexte l'opportunité d'opérer une restructuration tout aussi majeure de leur organisation interne comme distributeur de services. C'est dans cet

48. Association des hôpitaux du Quebec (AHQ), « *Regards sur les tendances en matière d'organisation des établissements de santé* », document rédigé par Huguette Blouin, collection « La reconfiguration du réseau », n° 7, Montréal, 2e trimestre 1996.

esprit que plusieurs hôpitaux [...] ont adopté des modèles d'organisation des soins et des services qui se démarquent de la structure d'organisation traditionnelle. Ces modèles d'organisation qui se veulent horizontaux, décloisonnés et plus flexibles, confirment la place centrale qui revient à l'usager et s'articulent autour de la notion de groupes clientèles ou de programme. »[49]

Articuler l'organisation interne d'une structure autour de la notion de groupe clientèles, ce qui, d'une certaine façon, équivaut à placer le service comme entité organisationnelle de référence présente de nombreux atouts mais rencontre de nombreuses réticences, voire résistances, liées, entre autres, au poids des habitudes, aux enjeux de pouvoirs et d'identités professionnelles ainsi qu'en certains lieux au carcan réglementaire ou administratif. Pourtant, comme l'expriment également les auteurs du document :

« Toute personne qui gravite dans le domaine de l'organisation du système de soins a dit, au moins une fois dans sa vie, qu'il nous faut un système de soins et de services centré sur le client et donner à ce client le bon service, au bon moment, au bon endroit et au meilleur coût. Les organisations qui se sont engagées sérieusement dans des processus d'amélioration continue de la qualité et qui se sont montrées sensibles aux vertus de la réingénierie ont réfléchi à cette sentence et, pour plusieurs d'entre elles, au point d'envisager des restructurations importantes. »[50]

Les auteurs concluent ainsi à la nécessité de *passer à une redéfinition majeure du travail*. Pour étayer la nécessité de cette redéfinition, quelques constats doivent d'abord être posés.

Quelques constats

Une étude réalisée durant trois ans dans des hôpitaux américains et qui fut rapportée par Lathrop[51] met en exergue les caractéristiques de la répartition du temps du personnel et des coûts dans un hôpital traditionnel. Les auteurs constatent ainsi que pour l'ensem-

49. *Op. cit.* pp. III.
50. *Op. cit.* pp. 11.
51. LATHROP J.-P., « The Patient focused Hospital », in *Healthcare Forum Journal*, july/august, 1991, pp. 17-20.

ble du personnel hospitalier seulement 16 % du temps et des coûts concernent les soins directs aux patients alors que 19 % de temps est consacré aux attentes diverses (voir tableau 4).

L'auteur met ainsi en évidence que les professionnels considèrent comme normal qu'une radiographie de routine pour une personne hospitalisée puisse durer deux heures ou encore qu'un électrocardiogramme nécessite une heure alors que l'acte ne prend pas plus de cinq minutes. À cela s'ajoute le temps passé par du personnel souvent qualifié pour les prises de rendez-vous ou pour l'accompagnement du patient dans ses déplacements. Lathrop relève également que : « 45 % des visites au patient par un soignant requièrent une deuxième visite parce que le patient est soit absent de sa chambre ou soit en train de recevoir un autre soin.[52] L'auteur constate également le nombre important d'emplois différents. Il observe ainsi que : pour une hospitalisation de trois jours, cinquante-cinq employés interagissent avec le patient. Il relève aussi ce qui lui semble être proche de la caricature en observant que le personnel d'entretien des linoléums est différent de celui qui nettoie les tapis. Quelque peu désabusé, il constate : « *une infrastructure où le nombre de commis et de secrétaires dépasse largement le nombre de clients.* »[53]

Lathrop conclut son rapport en exposant que les patients : « *reçoivent des services de qualité au plan technique et clinique mais au prix de la confusion, de multiples bris de continuité et de soins souvent impersonnels* »[54].

En France, les travaux menés par Michel Vogler[55] sur l'organisation de la seule pratique infirmière mettent en évidence que les soins directs ne représentent en moyenne que 40 % de l'activité infirmière, ce qui signifie qu'environ 60 % du temps des infirmières, infirmiers et aides-soignants est utilisé pour des activités diverses qui se déroulent en dehors de la présence des patients et de leurs proches. S'il ne peut bien entendu être question d'exiger des infirmières qu'elles passent la totalité de leur temps au chevet des malades, nous pouvons concevoir néanmoins que des modalités organisationnelles améliorées devraient permettre d'au moins inverser la tendance actuelle.

52. AHQ, *op. cit.*, pp. 12.
53. *Op. cit.*, pp. 13.
54. *Op. cit.*, pp. 13.
55. VOGLER M., « Analyse des temps et charge de travail », in *Gestions hospitalières*, 1988, n° 273, pp. 113-125.

Tableau 4. — *Répartition du temps du personnel et des coûts dans un hôpital traditionnel selon une étude américaine*[56].

Rubriques	Répartitions
Soins directs aux patients Procédure de soins, traitement, planification des activités, examens divers (radiographie, prélèvements sanguins…), éducation du patient…	16 %
Services d'hôtellerie Nettoyage de la chambre, préparation des repas, service de buanderie…	8 %
Coordination et planification Préparation des plans de soins, organisation de la sortie, transmission entre les équipes…	14 %
Gestion et supervision Formation du personnel, suivi des budgets, réunions diverses, évaluation de personnel…	7 %
Déplacements Accompagnement des patients pour des soins, des traitements, des explorations… Déplacement du personnel pour l'obtention de fournitures, de dossiers, de documents…	6 %
Documents – cliniques : – notes aux dossiers – transcription des ordres médicaux – « cardex » – clôture du dossier – … – administratifs : – rapports budgétaires – procédures administratives – salaires – procédures d'achats – …	30 %
Temps morts – attentes d'activités – personnel « prêt à partir à l'heure » – …	19 %
Total	100 %

56. LATHROP J.-P., 1992, *op. cit.* à partir de AHQ, *op. cit.*

Une étude menée à Bordeaux et relative au poids de l'activité administrative dans la pratique infirmière[57] montre que le temps nécessaire à l'accomplissement des tâches administratives représente de 22 à 36 % du temps total de travail du personnel infirmier. De l'ordre d'un tiers du temps infirmier est ainsi absorbé par ces tâches. Si celles-ci ne peuvent bien entendu être négligées, des questions quant à leur nombre, leur pertinence et la nécessité de les voir accomplir par les infirmières elles-mêmes subsistent. Pour conclure leur article, les auteurs de cette étude sont amenés à penser :

« que le temps nécessaire à l'accomplissement des diverses activités liées aux soins dépend d'une multiplicité de facteurs comme la structure, l'organisation et le fonctionnement des divers secteurs administratifs, économiques, généraux et médico-techniques de l'hôpital et le fonctionnement interne de chaque service. »[58]

Au registre des constats non-chiffrés, notons les difficultés managériales exprimées dans les structures de soins où coexistent plusieurs directions fonctionnelles parallèles telles la direction administrative, la direction des finances, celle des services économiques et logistiques, celle des ressources humaines, la direction médicale, celle des soins infirmiers, celle encore des personnels médico-technique… Si l'ensemble de ces directions relève d'un directeur général ayant pour mission d'assurer la cohérence de l'ensemble, il n'en demeure pas moins qu'un certain nombre d'incidents de frontière subsistent et que les intérêts particuliers à telle ou telle direction prennent parfois le pas sur l'intérêt plus global de l'ensemble donc sur la mission commune à réaliser. Même lorsque chacune de ces directions poursuit sincèrement le but de participer à l'œuvre commune, nous observons en certains endroits qu'une énergie importante est nécessaire pour apaiser les sensibilités voire les susceptibilités liées à ce qui s'apparente à une forme de défense du territoire de chacun. Cette énergie peut devenir considérable lorsqu'elle est utilisée à freiner les ardeurs expansionnistes de certains…

57. VIANA L., TAYTARD A. *et al.*, « Le poids de l'activité administrative dans la répartition du temps de travail infirmier », in *Les Cahiers hospitaliers*, 1994, n° 89, pp. 4-8.
58. *Op. cit.*, pp. 7.

Le service comme entité de référence

Les différents constats posés et les difficultés, voire les dysfonctionnements, observés ont invité les responsables de différentes structures de soins à envisager d'autres modalités organisationnelles plus économiques, c'est-à-dire plus conscientes de la rareté des ressources et moins sujettes au gaspillage de celles-ci.

L'entité organisationnelle identifiée comme la plus performante, la plus propice à une activité cohérente et porteuse de sens est le service que l'on appelle parfois aussi le département ou encore, dans la littérature nord-américaine, la *gestion par programme*.

Le mot « service » peut être utilisé dans un double sens. Tout d'abord celui d'une *entité organisée* et ensuite celui de *faire quelque chose pour quelqu'un*. Le service comme base de l'organisation soignante est donc cette *entité organisée qui a pour mission de faire quelque chose pour quelqu'un*. Dès lors, ce qui anime le service – ce pour quoi il est en mouvement – peut être guidé par la question : **quels moyens, quelles ressources notre service peut-il proposer à la population pour participer à l'œuvre commune qui est celle de déployer la santé ?**

Un service regroupe un nombre relativement limité de patients situé le plus souvent entre soixante et cent. Une entité plus importante ne procurerait plus les mêmes bénéfices de gestion et une entité plus restreinte engendrerait des coûts de fonctionnement plus important. Un service est subdivisé en unités fonctionnelles dont des unités d'hospitalisation comprenant une vingtaine de lits. Ce qui va différencier le service classique tel qu'on le rencontre encore fréquemment dans les hôpitaux du service conçu comme entité organisationnelle de référence c'est, à la fois, son mode de gestion et l'étendue de son action. C'est la raison pour laquelle on utilise parfois l'expression *gestion par programme* car il s'agit bien de la mise en œuvre d'un véritable programme pluriprofessionnel élaboré pour *prendre soin* d'une population de patients – et donc de leurs proches – présentant des caractéristiques communes. Un tel programme ne saurait se limiter à l'ici et maintenant de la phase d'hospitalisation mais concerne, également, des activités ambulatoires, des actions d'information, d'éducation, de prévention, de suivi… Il s'inscrit dans un travail en réseau qui s'initie et se prolonge dans la cité :

« L'approche par programme ne trouvera son sens que si elle se poursuit hors des murs de l'établissement. Au moment de sa mise en œuvre, il faut déjà penser aux arrimages qui doivent se faire avec les autres composantes du réseau et avec la communauté. Tous les efforts qui sont consentis pour améliorer l'organisation des services à l'interne doivent s'inscrire dans une logique de réseau de services continus, décloisonnés. En d'autres termes, la philosophie, l'approche préconisée doivent être hautement compatibles avec la notion de réseau intégré. »[59]

Les principes généraux

Premier principe

Le premier de ces principes est qu'un service regroupe des **patients ayant des caractéristiques assez semblables sur le plan de l'affection**. À l'intérieur même d'un service, des regroupements peuvent encore être effectués dans les unités fonctionnelles, par exemple en fonction du niveau de dépendance pour les activités de la vie quotidienne ou du type d'actes techniques requis.

Le deuxième principe

Le deuxième de ces principes est celui de l'**autonomie de gestion**, ce qui a une incidence à la fois sur le choix des responsables d'un service et sur la nature des liens hiérarchiques au sein de la structure de soins.

Le choix des responsables ne repose plus sur la seule qualification ou ancienneté dans la fonction mais bien sur la compétence. Cette dernière ne peut être appréciée uniquement d'un point de vue clinique mais également, voire surtout, d'un point de vue managérial. C'est ainsi que la direction d'un service n'incombe pas automatiquement à un médecin. Elle peut fort bien être confiée à une infirmière, un paramédical ou un administratif. La compétence la plus importante à ce niveau n'étant pas, en fin de compte, celle de

59. AHQ, *op. cit.*, pp. 61.

nature clinique mais bien celle qui permet de manager l'ensemble, *de ménager le service et les personnes qui le composent pour ensemble être bien et ensemble aller loin*. Que de médecins, brillants cliniciens, ne sont-ils pas embarrassés par la gestion quotidienne de leur service et, de ce fait, moins performants et moins reconnus tant sur le plan clinique que sur celui de la gestion.

La responsabilité d'un tel service, encore appelée direction de service, incombe néanmoins le plus souvent à deux ou trois personnes par exemple, un médecin, un cadre infirmier ou médico-technique et un administratif. La combinaison de leurs ressources constitue une richesse pour le fonctionnement du service. Il est important de noter qu'une telle équipe ne peut durablement fonctionner si l'un se considère comme *le chef* et les autres comme des adjoints. Les fonctions de ces trois responsables ne peuvent valablement être hiérarchisées car elles sont toutes les trois spécifiques et complémentaires et sont toutes animées d'une même ambition, celle de concourir à la réalisation de l'œuvre commune. À la tête des unités fonctionnelles qui composent le service, on trouve un cadre de proximité, le plus souvent mais pas exclusivement, infirmier. Ici aussi, ce n'est pas la qualification initiale du cadre de proximité qui est la plus importante mais bien sa capacité d'être porteur d'une parole soignante et, à ce titre, *prendre soin* des soignants de chevet en vue de faciliter leur pratique quotidienne.

La nature des liens hiérarchiques au sein de la structure est considérablement modifiée. En effet, il ne s'agit plus de la juxtaposition de logiques professionnelles par lesquelles chaque groupe professionnel a sa hiérarchie propre, telle, par exemple, les infirmières qui dépendent hiérarchiquement du directeur des soins infirmiers, mais bien d'une logique de service par laquelle tous les professionnels d'un même service dépendent des responsables de ce service. Il en résulte que c'est au niveau du service que sont prises les décisions d'embauches et donc le type de qualifications et de compétences. C'est là aussi que sont décidées les actions de formation, la représentation à telle ou telle activité scientifique ou professionnelle. Plus largement, le service est responsable de son budget et de son fonctionnement. Il prend les initiatives qui lui semblent les plus pertinentes et bénéficie du support logistique de différentes directions fonctionnelles qui apportent leur aide, voire éclairent des choix mais n'ont pas de pouvoir de décision.

Dans une telle organisation, l'organigramme comprend une direction générale, des directions professionnelles, des directions fonctionnelles et des directions de service. La direction générale est conseillée par les directions professionnelles et fonctionnelles qui elles-mêmes servent de support aux directions de service. Les liens hiérarchiques ne se situent qu'à l'intérieur de chaque service. La direction professionnelle, par exemple celle des soins infirmiers, remplit une mission de conseil, de recherche et de développement. Elle s'en trouve ainsi enrichie car centrée non pas sur la gestion du quotidien — dont elle est par ailleurs éloignée — mais sur le développement de l'ensemble. Le directeur des soins infirmiers n'est donc pas le directeur des infirmières et des infirmiers mais bien celui qui développe le soin infirmier, en propose une *direction*. On voit le pas qui reste à franchir pour accepter de rompre ce lien hiérarchique et le pouvoir, parfois imaginaire, qui y est associé. En certains hôpitaux, j'ai eu l'occasion de rencontrer une direction générale collégiale composée d'un administratif, d'un médecin et d'une infirmière. Aucune de ces trois personnes n'exerçait de fonction hiérarchique sur tel ou tel groupe de professionnels. Ils ne pilotaient pas chacun un type de service, mais co-pilotaient ensemble la structure hospitalière.

Ce type d'organigramme nous rapproche de la notion de micromanagement où les décisions doivent pouvoir être prises au plus près du lieu de production, du lieu de l'activité. Dans son rapport, l'Association des Hôpitaux du Québec précise :

« Au niveau de chaque programme, les décisions de nature clinique et administrative sont complètes. Le responsable du programme gère son budget, prend les décisions qui s'imposent pour la composition de l'équipe, pour l'achat du matériel et procède aux ajustements qui sont requis en ce qui a trait par exemple, au volume d'heures travaillées ou à la substitution d'une catégorie d'employé par une autre. L'équipe est multidisciplinaire et est constituée de médecins, d'infirmières, d'auxiliaires, de préposés et, selon la nature du programme, de personnel de réadaptation, de psychologues, d'inhalothérapeutes, de travailleurs sociaux et autres thérapeutes. Les services de pharmacie, de diététique peuvent être répartis et affectés à un ou plusieurs programmes ou encore, leurs effectifs sont considérés avec d'autres intervenants cliniques en faible nombre comme faisant partie d'une équipe « satellite » aux programmes. Le programme est également doté de soutien administratif pour la gestion financière, les achats, les systèmes d'information. Avec ce modèle, peuvent être maintenues en parallèle une direction hiérarchique au niveau du programme et une direction du type conseil au plan professionnel. »[60]

Le troisième principe

Le troisième principe est celui de **la pluriprofessionnalité, de l'interdisciplinarité et de la polyvalence**. En effet, une des particularités de ce type de fonctionnement réside à la fois dans l'interdisciplinarité et dans la polyvalence. Il s'agit là, à mes yeux, d'un atout considérable pour partager et vivre en équipe ce qui est commun à l'ensemble, c'est-à-dire l'action de *prendre soin* des personnes et, dès lors, pour permettre à tous les professionnels de prendre pleinement conscience de leur fonction de soignants.

La littérature mentionne, par exemple, que des professionnels tels des pharmaciens et assistants de pharmacie, généralement éloignés des unités de soins et des malades, apprécient ainsi d'être inclus dans un service. Ils peuvent, de la sorte, exercer une fonction soignante en lien direct avec les patients et leurs proches. Il apparaît aisément les répercussions que cela peut avoir notamment sur la pratique infirmière dont une part importante du temps de travail est consacrée au contrôle, à la préparation et à la distribution des médicaments.

La composition de l'équipe d'un service comprend généralement deux types de professionnels, ceux qui prodiguent des soins directs et ceux qui exercent une activité de *support*. Les premiers sont composés de médecins, d'infirmières, de techniciens et professionnels de la santé divers dont les qualifications dépendent de la nature de l'activité du service. Ils se partagent tous les soins directs incluant, entre autres, les prélèvements pour examens de laboratoire, les électrocardiogrammes, les radiographies de base ne nécessitant pas une trop grande spécialisation… Une telle organisation du travail suppose de sortir des schémas classiques de répartition des tâches, ce qui implique, entre autres, une véritable interdisciplinarité où il ne peut plus s'agir de penser en termes de tâches successives à effectuer par une multitude de spécialistes laissant dans les faits le soin à

60. *Op. cit.*, pp. 29-30.

d'autres d'effectuer ce qui reste — en amont comme en aval — et qui est alors souvent attribué au personnel infirmier et aide-soignant. Il ne peut s'agir non plus d'une pluriprofessionnalité fondée essentiellement sur la convivialité, ce qui est déjà intéressant mais pas suffisant… L'interdisciplinarité dont il est question ici suppose que le contenu de l'activité de chacun soit modifié, soit repensé pour un apport plus soignant et pas seulement de type technique. L'interdisciplinarité suppose une réelle interpénétration des fonctions de chacun ce qui, dans les faits, permet le plus efficacement de mettre en œuvre les talents et les ressources dont chaque professionnel dispose pour *prendre soin* et remplir sa mission d'expert et de conseiller. La place qu'occupe chaque soignant dans son rapport au malade et à ses proches en est considérablement modifiée.

Dans une telle organisation, le nombre d'infirmières et d'infirmiers peut être réduit — ce qui ne veut pas dire qu'il faille réduire la dotation globale en effectifs du service mais permet, entre autres, de mieux faire face aux problèmes récurrents de pénurie infirmière — car toute une série d'activités (par exemple celles relatives aux médicaments ou à certains examens) sont assurées par d'autres soignants présents dans l'équipe. Il s'agit cependant d'un sujet sensible témoin d'un certain paradoxe. En effet, si du fait du partage des activités soignantes entre différents professionnels, les infirmières et les infirmiers ont le sentiment qu'on leur retire une part parfois qualifiée d'importante de leur métier, il s'en suivra des résistances et des dysfonctionnements. Il en sera de même si *a priori* le groupe infirmier considère qu'une autre répartition de l'activité n'est *pas possible* car les autres soignants ne seraient pas compétents pour telle ou telle activité, ou ne seraient pas désireux de le faire, ou risquent d'absorber le métier infirmier… En revanche, si cette répartition différente du travail est abordée en dehors d'une forme de réflexe corporatiste et est perçue comme une opportunité pour se centrer davantage sur le cœur même du métier infirmier, il s'en suivra un enrichissement du métier de chacun dont les bénéficiaires seront tant les personnes soignées que les personnes soignantes. Néanmoins, on ne perdra pas de vue qu'une telle redistribution de l'activité qui s'écarte de façon prononcée des organisations traditionnelles suppose, d'une part, un travail approfondi et pluriprofessionnel de réflexion sur le sens de la pratique soignante et, d'autre part, des programmes de formation adaptés.

Quant au personnel de *support*, sa fonction est variée et consiste, entre autres, à nettoyer les chambres, le mobilier, les locaux, à assurer l'inventaire et l'approvisionnement en matériels divers, à prêter assistance pour les repas, à transporter les malades ou à les accompagner vers tel lieu d'examen ou de loisirs…

Pour ces deux types d'équipes, la polyvalence est nécessaire en particulier pour les professionnels dont le nombre est plus restreint. Cette polyvalence permet d'éviter dans certains cas qu'un même professionnel ne doive partager son activité entre deux ou plusieurs services. Elle permet aussi d'enrichir les fonctions par une dimension plus soignante. Prenons l'exemple de la diététicienne. Lorsque celle-ci est attachée à un service et impliquée en tant que soignante dans toutes les activités du service en lien avec ses compétences, nous assistons, là, à l'émergence d'un autre type de métier qui, aujourd'hui encore, reste parfois perçu comme celui peu gratifiant des interdits ou des restrictions alimentaires. En tant que soignante, la diététicienne ne peut-elle participer à l'aide au repas des patients qui ne peuvent s'alimenter seul et ne peut-elle occuper une place plus importante dans l'information alimentaire aux patients et à leurs proches mettant ainsi à profit le séjour hospitalier pour une forme d'éducation dont les effets se prolongent en dehors de l'hôpital ? N'y a-t-il pas là une belle opportunité pour remplir pleinement sa mission d'expert et de conseiller ?

L'idée générale est bien, à la fois, de diminuer le nombre de professionnels différents qui défilent auprès des patients et d'augmenter le sentiment d'appartenance à un service en permettant à chacun d'être plus proche de la mission fondamentale, de se sentir dès lors plus impliqué dans le soin porté aux personnes ou, pour le dire autrement, de vivre plus intensément sa mission de soignant.

Le constat suivant est ainsi posé :

« À partir de ces deux types d'équipes, sont formés des noyaux qui desservent un nombre réduit de clients à la fois. Il s'agit de limiter au minimum le nombre d'intervenants différents qui entrent en contact avec le patient au cours de son séjour et ainsi favoriser la continuité des services, les contacts avec la famille (…) On demande donc, tant au personnel clinique que de support, de fournir plus de services à moins de clients contrairement au courant habituel où dans une forme de taylorisation des tâches, on crée des postes qui commandent un éventail de tâches mais pour un grand nombre de clients. Ce faisant, on cherche aussi à instaurer une redéfinition de tâches qui rehausse la motivation, la satisfaction, la productivité et la rétention du personnel qualifié. »[61]

La notion de *rétention du personnel* — ou fidélisation de celui-ci — est importante car elle contribue, entre autres, à l'image de marque de l'établissement de soins et permet un coût moindre qu'engendrent des recrutements répétés de personnels. Elle prend une acuité particulière en ce qui concerne le personnel infirmier qui, dans de nombreux pays, est régulièrement confronté à des problèmes parfois importants de pénurie.

Le quatrième principe

Le quatrième principe est celui du **développement au sein d'un service de toutes les activités qui découlent de la pratique soignante propre à ce service**. Ce principe peut être placé au registre des bénéfices attendus par de telles modifications. Il s'agit, au sein d'un même service, d'œuvrer en ce qui concerne la formation, la recherche, les publications dans des revues spécialisées ou dans la presse *grand public*, la participation aux colloques ou congrès, l'animation de séminaires professionnels ou ouverts au public. En effet, le personnel d'un tel service acquiert une compétence pointue à la fois sur le plan des connaissances et sur celui plus subtil de l'art soignant. Cette compétence ancrée dans la pluriprofessionnalité et dans le fonctionnement interdisciplinaire offre un atout encore peu répandu de nos jours pour des activités tant professionnelles que de vulgarisation qui ne soient pas marquées par la prééminence des logiques professionnelles. Les professionnels d'un service ayant acquis des compétences dans un domaine soignant bien identifié peuvent véritablement se mettre au service de la santé de la population par une démarche et des actions qui dépassent l'ici et maintenant de leur pratique quotidienne et de leur qualification initiale. Ils se situent dans la cité, en tant que citoyens ayant pour particularité d'être des professionnels soignants qui mettent leurs ressources au service de la santé publique, c'est-à-dire la *santé du public*, celle de la population.

61. *Op. cit.*, pp. 41.

Ils s'inscrivent, également, dans la perspective de l'augmentation ou du partage des connaissances issues d'une approche originale, celle de l'interdisciplinarité.

Le cinquième principe

Le cinquième et dernier principe est le plus général et le plus fondamental. Il concerne **la volonté des acteurs à offrir un gain sur la qualité du service offert à la population**. En effet, aucune modalité organisationnelle n'est performante en tant que telle car ce sont les personnes qui lui donnent du sens. Or, les résistances peuvent être importantes car la modalité qui consiste à placer le service comme entité de référence ne présente pas que des atouts et ne peut, en aucune manière, être imposée dans la précipitation. Si de nombreux aspects sont effectivement séduisants, ils impliquent une remise en question par les acteurs eux-mêmes de leur propre pratique et pas seulement de la pratique des autres. Il y a quelque chose de l'ordre de l'abandon dans l'évolution vers d'autres modalités organisationnelles. Abandon de ses habitudes, abandon d'un pouvoir formel ou d'une zone forte d'influence, abandon des réflexes corporatistes. Abandon paradoxal, en fait, de ce qui représente une forme de confort quotidien malgré toutes les difficultés et tous les dysfonctionnements identifiés, objectivés et dénoncés.

La seule façon d'aborder un tel changement me semble être de *tenir conseil* et d'oser l'utopie pour réfléchir ensemble, sur la *meilleure façon* d'organiser la pratique soignante pour que celle-ci soit pertinente et porteuse de sens tant pour les personnes soignées que pour les personnes soignantes. Cette *meilleure façon* tient compte d'un contexte économique qui permet d'emblée de poser pour principe que toute amélioration ne nécessite pas un accroissement des moyens.

Lorsque cette *meilleure façon* a été identifiée, elle fait l'objet d'expérimentations et ensuite d'ajustements. Il n'y a pas une façon qui soit bonne pour tous mais bien des façons que nous tentons d'approprier à chaque situation.

De telles modifications ne peuvent être réalisées que lorsqu'elles présentent l'intention sincère et durable, à tous les niveaux de la structure, de se centrer véritablement sur le service rendu au patient et à ses proches et sur le sens que prend la pratique quotidienne pour chacun des soignants. Cela suppose de bien comprendre pourquoi nous choisissons de recréer l'organisation et de nous engager dans des voies dont certains aspects peuvent sembler plus incertains ou moins confortables que celles abordées par le passé. Il s'agit bien par là de développer une culture soignante en vue de déployer la santé, tant celle des personnes soignées que celle des personnes soignantes.

ORGANISER LA PRATIQUE INFIRMIÈRE

L'organisation de la pratique infirmière sera forcément dépendante de l'organisation de la pratique soignante et, plus largement encore, de celle des principes qui guident le fonctionnement de l'ensemble de la structure.

Même si la modalité organisationnelle fondée sur une logique soignante pluriprofessionnelle et interdisciplinaire me semble devoir être privilégiée, force est de constater que les modalités fondées sur des logiques professionnelles sont encore bien présentes et ont parfois, en certains milieux, tendance à se renforcer. On peut y voir, entre autres, le signe d'une quête de reconnaissance et parfois de pouvoir.

Le service ou département de soins infirmiers

Traiter d'un tel service est un sujet sensible. Il est, à la fois, le fruit d'un combat légitime — on peut utiliser ce terme guerrier — pour plus de reconnaissance et de respect du corps infirmier et représente, dans le même temps, un des freins à l'émergence d'une logique soignante pluriprofessionnelle et interdisciplinaire. Disons tout de suite que ce n'est pas le seul frein, qu'un tel service présente de nombreux atouts dans le contexte actuel et que mes propos ne remettent pas en cause la nécessité d'une direction des soins infirmiers même si, en de nombreux endroits, une telle direction a été supprimée.

Le service de soins infirmiers présente l'avantage de structurer la pratique infirmière et, de ce fait, de contribuer à sa professionnalisation. Il permet, également, d'opposer une sorte de contre-pouvoir à certaines pratiques médicales et administratives qui ne se sont pas toujours montrées très respectueuses de ces professionnels, ni soucieuses des aspirations infirmières en matière de service rendu à la population. Le terme « contre-pouvoir » ne me semble pas exagéré même si nous pouvons regretter d'avoir à l'utiliser dans un contexte où une mission humaine supérieure est à assumer. À ce titre, l'existence du service de soins infirmiers est une bonne chose et s'est donc avérée nécessaire à un moment de l'histoire du développement des structures. Je dirais qu'il restera nécessaire tant que tous les soignants, quelle que soit leur qualification, ne s'inscriront pas dans une logique soignante pluriprofessionnelle dans laquelle il n'y aura pas de prééminence fondée sur la qualification initiale, mais bien une équipe soignante riche de ressources qui forment un bouquet de compétences utiles à la santé de la population. Ceci étant dit, et au risque de paraître indélicat à tous ceux qui ont mené ce *combat* légitime pour l'existence d'un tel service, j'ajouterai néanmoins que sa vocation serait de disparaître — ce qui est par ailleurs le propre de toute fonction pleinement accomplie — au profit du service tel que décrit plus haut. Notons au passage que, déjà aujourd'hui, les infirmières et les infirmiers s'identifient le plus souvent au service dans lequel ils exercent plus qu'au service de soins infirmiers. Je n'insinue pas par là que les directions de soins infirmiers ont démérité mais bien qu'il s'agit aujourd'hui d'évoluer vers d'autres types de structuration. D'une part, car la logique professionnelle associée à un tel service débouche, en certaines circonstances, sur un corporatisme ou sur des comportements parfois hermétiques peu propices à un véritable esprit soignant. Ceci engendre en certains lieux des conflits de pouvoir préjudiciables tant aux personnes soignées qu'aux personnes soignantes et, d'autre part, car un enrichissement des fonctions de direction de soins infirmiers me semble à la fois utile, nécessaire et possible.

La direction des soins infirmiers m'apparaît indispensable non pas pour représenter les infirmières et les infirmiers au niveau de l'équipe de direction (ce qui relève d'autres instances), mais bien pour participer à une tonalité d'ensemble marquée, entre autres, par la pratique infirmière. Cette direction, qui dans le cas d'une structuration par service n'aurait pas de fonction hiérarchique ni de fonction de gestion, a une mission d'impulsion, d'initiative, d'aide, de conseils… Elle peut initier des activités de recherche, proposer des actions de formation, aider à la publication de travaux, inviter à des séminaires de lecture ou de réflexion… et agir à l'échelon institutionnel pour faciliter la pratique soignante en général et infirmière en particulier. Il en résulte que les infirmières et les infirmiers n'ont de rapports hiérarchiques qu'au sein de leur service, en particulier avec le cadre qui en assume la responsabilité, et qu'ils entretiennent des rapports liés au développement plus général de l'activité, voire de la profession, avec la direction des soins infirmiers. Cette dernière, selon les moyens disponibles, peut comprendre des adjoints chargés, entre autres, de certaines fonctions transversales nécessitant une certaine expertise.

La prudence s'impose néanmoins car une telle modification de fonction ne peut se faire que dans le cadre d'une réflexion approfondie sur la pratique soignante pluriprofessionnelle centrée sur le service comme entité organisationnelle de référence. Modifier les rapports hiérarchiques sans tenir compte de cette mise en garde, c'est courir le risque de déstabiliser le personnel infirmier qui voit parfois, en la hiérarchie infirmière, la seule façon d'être sécurisé dans un environnement qui ne s'est pas toujours approprié le mot soin ni la mission fondamentale que ce mot représente pour tous les établissements de santé.

La politique du soin infirmier

Il convient d'établir une différence entre la politique de soin et la politique du soin infirmier. Le terme politique est utilisé ici au sens d'*orientation générale*, c'est ce qui va servir de support à l'organisation de l'ensemble telle l'action politique qui, dans son sens noble, représente l'organisation de la vie de la cité.

Nous pouvons ainsi distinguer :

– Une **politique d'établissement** qui va donner les orientations générales relatives aux missions de la structure ce qui, d'une certaine façon, précise les valeurs auxquelles l'établissement est attaché, et qui concerne tous les acteurs œuvrant au sein de la structure, voire ceux qui veulent être en relation avec elle, tels, par exemple, des fournisseurs qui auraient à se soumettre à certains paramètres relatifs, entre autres, au respect de l'environnement.

– Une **politique de soin plus particulière à tel service** qui s'inscrit dans la politique d'établissement mais précise des aspects plus spécifiques à un service donné. Une telle politique concerne, au sein d'un service, tous les soignants de ce service quelle que soit leur qualification d'origine. Il s'agit bien de la politique que l'équipe pluriprofessionnelle va mettre en œuvre pour *prendre soin* des personnes selon une démarche interdisciplinaire et qui se donne la santé des personnes pour horizon.

– Une **politique du soin infirmier** qui va concerner l'ensemble du personnel infirmier de la structure et qui donne des indications sur les valeurs de référence sur lesquelles les infirmières et les infirmiers pourront asseoir leur réflexion professionnelle. Il convient cependant d'être prudent car une telle politique ne peut être en contradiction avec celle du soin. Elle n'a pas pour but de compléter la politique de soin du service mais bien de donner aux infirmières et aux infirmiers des points de repère et de réflexion qui enrichissent ou aident à enrichir leurs actions de nature infirmière. Un deuxième élément de prudence se doit d'être mentionné. Une politique du soin infirmier ne se traduit pas par une théorie ou conception de soins infirmiers qui aurait plus ou moins l'ambition de s'imposer aux professionnels. Comme je l'ai déjà mentionné à plus d'une reprise, vouloir imposer à tout le personnel d'un établissement — ou d'un service — une théorie de soins est un acte de non-qualité qui réduit considérablement l'espace de liberté du soignant infirmier et conditionne sa façon de penser et d'aborder les personnes dans leur singularité. Si la pratique soignante peut être indubitablement enrichie par des références théoriques, ceci n'équivaut nullement à ce que chacun se réfère à la même théorie pour agir dans les situations de vie multiples et singulières qu'il rencontre.

La politique du soin infirmier — comme celle que pourrait d'ailleurs établir chaque sous-groupe professionnel — donne ainsi une tonalité d'ensemble relative à la pratique infirmière. Elle procure un cadre, distille des idées, induit une réflexion et ne cherche pas à s'imposer mais bien à stimuler et à enrichir la pensée.

Les modalités de l'organisation infirmière

Les modalités de l'organisation infirmière ont essentiellement été décrites dans le cadre des approches fondées sur les logiques professionnelles. Il en résulte que les modalités propres à un fonctionnement ayant placé le service comme entité organisationnelle de référence sont peu documentées sur le plan infirmier, ce qui est logique vu la prééminence accordée plus largement à la logique soignante.

On retrouve néanmoins des éléments intéressants dans la modalité appelée *infirmière de référence* et dans celle, plus récente, intitulée par les Québécois *suivi systématique de clientèles*.

Afin de situer ces approches dans leur contexte, je reprendrai ici l'ensemble des modalités décrites dans la littérature. Une mise en garde s'impose néanmoins : aucune de ces modalités n'a pour vocation ou prétention d'exister à l'état pur. Il s'agit à chaque fois des points marquants de la modalité. Il en résulte que vouloir *implanter* telle ou telle modalité n'est pas un acte pertinent. Il convient, en revanche, de s'inspirer de chacune d'elle pour en retenir les éléments intéressants et se créer, **dans son service et dans son contexte**, la modalité la plus appropriée. La conception que l'équipe concernée aura du soin, et donc du service qu'elle est amenée à rendre à la population, sera déterminante dans le choix opéré.

Nous relevons ainsi les modalités suivantes :

– **Soins infirmiers fonctionnels**, où le travail est divisé en type de tâches à effectuer. Il s'agit, d'une certaine façon, d'un héritage taylorien. Les tâches à effectuer (toilettes, injections, pansements, repas…) sont réparties selon leur *degré de difficulté technique* et les aptitudes des personnes présentes dans l'équipe pour les accomplir.

– **Soins infirmiers en équipe**, où une infirmière supervise le travail d'une petite équipe de personnels généralement moins qualifiés ou moins expérimentés. Cette modalité a succédé à la précédente dans le temps et a surtout été mise en place pour faire face à l'accroissement de main-d'œuvre peu ou pas qualifiée dans les équipes de soins infirmiers lié à la pénurie d'infirmières. Comme la précédente, elle reste très centrée sur la tâche à accomplir.

– **Soins infirmiers globaux**, où une infirmière est responsable et effectue la totalité des soins que nécessitent les patients qui lui ont été confiés, et ce durant la totalité de son temps de présence quotidien. Dans certaines unités spécialisées où le temps de soins requis par chaque patient est très élevé, l'infirmière peut se voir attribuer un seul patient durant sa prestation. Cette modalité est parfois décrite comme *théorique* ou limitée aux seuls stagiaires qui bénéficieraient du temps nécessaire pour exercer selon cette modalité.

– **Soins infirmiers intégraux**, où une infirmière est désignée comme *infirmière de référence* du patient durant toute sa durée de séjour. Cette infirmière, à la différence de la modalité appelée *soins infirmiers globaux* est responsable au-delà de son seul temps de présence quotidienne dans l'unité de soins. C'est elle, ainsi, qui planifie les activités et donne les indications nécessaires pour que, lorsqu'elle est absente du service, ses patients soient *pris en charge* conformément à son analyse de la situation.

– **Soins infirmiers modulaires**, qui est une modalité proche de la précédente à la différence près, cependant, que l'infirmière de référence s'occupe d'un nombre plus élevé de patients, généralement de six à dix, voire douze, et est aidée, pour ce faire, par un petit nombre de personnes moins expérimentées ou moins qualifiées. Cette modalité se distingue de celle appelée *soins infirmiers en équipe* par la présence d'une infirmière de référence. Elle a été mise en œuvre pour tenter de garder les effets bénéfiques des *soins infirmiers intégraux* tout en faisant face à la pénurie des personnels infirmiers qualifiés.

Une dernière modalité a été décrite plus récemment aux États-Unis et est nommée le **Management par cas** (ou case management) ce qui a été traduit au Québec par le **Suivi systématique de clientèles**. Une telle modalité peut s'intégrer assez aisément dans l'organisation par service dans la mesure où elle poursuit le but d'organiser au mieux le séjour d'un patient dès avant son admission et jusqu'à son retour à domicile ou son transfert dans une autre structure de soins. L'infirmière a souvent été décrite comme celle qui pouvait assurer au mieux le suivi systématique d'un patient et de ses proches afin qu'il y ait le moins possible de perte de temps ou de dysfonctionnements liés, entre autres, à des attentes démesurées, à des examens mal programmés, à des séjours prolongés ou, à l'inverse, à des départs prématurés nécessitant de coûteuses réhospitalisations.[62] L'aspect économique a été détermi-

62. DUQUETTE A., « La gestion de l'épisode de soins — intérêts et limites du « case-management », in Actes du Congrès international *Le soin infirmier dans le système de santé — Quel avenir pour quel soin infirmier?* ENSP/UCL, Saint-Malo (France), 10-12 mai 1995.
NADON M., THIBAULT C. (sous la direction de), *Suivi systématique de clientèles — expériences d'infirmières et recension des écrits*, document de l'Ordre des infirmières et infirmiers du Québec, Montréal, 1993.
THIBAULT C., DESROSIERS G., *L'organisation des soins infirmiers — évolution et perspectives*, document de l'Association des hôpitaux du Québec, Montréal, 1990.

nant dans l'étude de cette modalité qui, si elle est bien comprise, c'est-à-dire si elle ne transforme pas l'infirmière en une *gestionnaire de séjour*, peut s'avérer intéressante pour inspirer le fonctionnement d'un service dans le cadre d'une approche pluriprofessionnelle.

Les outils infirmiers

La littérature sur les outils infirmiers est abondante. Qu'il s'agisse du dossier de soins infirmiers, de la démarche de soins, des plans de soins, des transmissions ciblées, des diagnostics infirmiers, des résumés de soins infirmiers, des protocoles... tout cela est à la fois intéressant et étonnant.

Intéressant car témoin d'une activité de réflexion et d'une volonté d'organisation et de professionnalisation. Aussi sans doute d'une forme de volonté de maîtrise de l'activité voire de *mise en ordre* de celle-ci. Étonnant car l'utilisation qui en est faite et la perception qu'en ont les professionnels ne sont pas toujours à la hauteur des espérances de ceux qui tentent, parfois avec beaucoup de persévérance, de les *implanter*. Pour nombre d'outils, on constate ainsi qu'ils procèdent d'une volonté institutionnelle animée d'une intention de qualité de service rendu au malade. Si l'intention est louable, l'usage qui en est fait n'est pas toujours bon. En trop d'endroits encore, il n'amène pas à la réflexion, à la quête de compréhension des besoins, attentes, ressources, valeurs du malade. Il se limite à un outil utilisé pour des raisons diverses et par lequel on coche un certain nombre d'items.

Pour ma part, je retiendrai quelques principes qui me semblent devoir guider toute tentative d'instrumentalisation de la pratique infirmière.

En premier lieu, tout outil quel qu'il soit se doit de **respecter la nature du soin** et, dès lors, d'être le moins réducteur possible de la complexité des situations de vie rencontrées. Si un outil peut aider à uniformiser certaines données ceci n'équivaut pas à uniformiser les situations abordées. Je pense utile de préciser, dans le même ordre d'idée, que, contrairement à une assertion répandue qui dit qu'*un outil n'est qu'un outil*, un outil est le reflet d'une certaine philosophie, d'une certaine représentation du soin. Dès lors, **le choix d'un**

outil est un choix qui oriente la pratique, il n'est donc pas neutre et n'est donc pas qu'un outil. Si nous prenons l'exemple des outils structurés en quatorze besoins fondamentaux, nous induisons du fait du seul choix de ce type d'outil que tout être humain est fait de quatorze besoins. Dans le même temps, nous mettons l'accent sur les besoins laissant dans l'ombre les désirs, les ressources ou toutes choses qui seraient plus particulières à cette personne-là dans sa situation singulière. Nous faisons ainsi courir le risque d'une approche univoque, uniformisée des personnes à l'instar de cet adage attribué aux Japonais : « *celui qui n'a qu'un marteau voit tous les problèmes en forme de clous* ».

En deuxième lieu, un outil doit **être perçu comme aidant** dans la pratique quotidienne. Si l'outil ne vient pas en aide au professionnel, il n'y a aucune raison pour que celui-ci l'utilise. Que de fois les outils ne sont-ils pas perçus comme une charge supplémentaire que l'on utilise ou complète pour répondre aux injonctions des cadres ou des enseignants. Ceci n'exclut nullement que des outils doivent être utilisés et ont leur utilité notamment pour assurer le suivi de l'information ou pour formaliser celle-ci d'un point de vue juridique. Mais il ne peut s'agir d'un *outil contrainte* mais bien d'un *outil plaisir*, qu'il est plaisant d'utiliser car il vient en aide dans l'exercice de l'art soignant.

Le troisième principe est qu'un outil doit **être élaboré par ceux qui vont l'utiliser**. Trop souvent encore, en certains endroits, le dossier de soins infirmiers est pensé lors d'une réunion de cadres ou avec le concours d'un organisme de formation et puis imposé aux professionnels. Il est uniformisé dans un établissement notamment pour des raisons liées au coût d'impression et à la mobilité du personnel. Mais un dossier non-utilisé ou mal utilisé ne coûte-t-il pas en définitive plus cher ? N'est-il pas inutile si seules quelques informations y sont cochées ? Pourquoi les outils, à l'exception de quelques documents reprenant des données communes à chacun, ne pourraient-ils pas être élaborés par chaque équipe en fonction, d'une part, des particularités de leur activité et, d'autre part, des sensibilités et aspirations des personnes qui la composent ?

Le principe suivant est celui de **la pluriprofessionnalité**. Les outils concernent de près ou de loin tous les soignants. Décider d'élaborer tel outil dans un service revient à y associer tous les partenaires de l'équipe soignante afin que chacun se sente concerné, y trouve ce qu'il en attend et dès lors l'utilise correctement. Si je reprends l'exemple du dossier de soins infirmiers, son utilisation est bien plus gratifiante lorsqu'il suscite l'intérêt des autres professionnels car ces derniers y trouvent des informations utiles à leur propre pratique.

Enfin, le dernier principe que j'énoncerai ici est celui que la **démarche de soin n'est pas un outil**. Elle est ce qui permet de *marcher avec la personne soignée*, elle est la démarche soignante qui constitue l'essence même de la pratique et n'est dès lors pas réductible à telle ou telle grille ou document prêts à l'emploi même — voire surtout — s'ils sont très fouillés. Transformer la démarche de soin en outil, c'est réduire la pratique à une dimension instrumentale qui peut sans doute être compatible avec l'approche du corps-objet mais pas avec celle de la personne. Si on ne peut *prendre soin* sans démarche, ceci n'équivaut pas à *faire* une démarche de soins ou, pour l'exprimer autrement, à compléter des documents et cocher des items. Ce point est important car la nécessité de *prendre soin* dans le cadre d'une démarche est indubitable mais les maladresses commises en son nom risquent d'engendrer un rejet à la fois de son principe et de son support. De mon point de vue, le meilleur document utile pour élaborer la démarche soignante et en partager le fruit avec les collègues est une feuille blanche — ou légèrement structurée — complétée au fur et à mesure de l'évolution de la situation ou de la survenue d'événements utiles à consigner et à transmettre aux autres membres de l'équipe. On comprendra aisément que les données plus systématiques, tels les paramètres par exemple, nécessitent des documents d'une autre nature qui ne sont pas repris ici sous la rubrique démarche de soin.

Ne perdons pas de vue, également, la difficulté si souvent énoncée de l'écriture. Les dossiers sont souvent d'une très grande pauvreté en cette matière. Si les actes qui ont été faits sont le plus souvent indiqués, ce qui relève plus fondamentalement de la démarche soignante, de la rencontre et du cheminement est passé sous silence, comme si cela n'existait pas. Or l'écriture est nécessaire à la fois pour formaliser mais aussi, et surtout, pour dire avec des mots justes ce qui s'est passé et ce qu'il est important de partager. Mireille Saint-Etienne, dans un article relatif à l'écriture infirmière, établit un lien entre le processus de création et celui de l'écriture. Elle expose ainsi que :

« Ce lien étroit entre le processus d'écriture et le processus de création est une des raisons qui, dans le milieu infirmier, contribuent à la difficulté d'écrire car notre pratique professionnelle est inscrite dans la réparation et non dans la création. Toute notre activité est réparatrice du côté du biologique, du somatique, mais nous ne créons pas; d'ailleurs c'est un terme que nous utilisons très peu dans notre milieu. »[63]

Parmi les actions de formation, celles relatives à l'écriture apparaissent ainsi comme particulièrement importantes. Non pas que l'écriture constitue une fin en soi mais bien car elle est le reflet d'un certain type de pratique. Se former à l'écriture revient avant tout à se former à une représentation enrichie de la démarche soignante dans laquelle le soignant se considère comme un créateur et non comme une sorte de réparateur d'un corps atteint de telle ou telle affection.

LA DOTATION EN EFFECTIF

La dotation en effectif est un sujet également sensible. Ce sont les frais de personnel qui occupent la place la plus importante dans les budgets des structures de soins. C'est donc là, tout naturellement, que l'on va chercher à réaliser des économies.

De nombreux travaux ont été menés sur les outils de mesure de la *charge en soins*, c'est-à-dire la charge en soins infirmiers. Ils ont d'ailleurs fait l'objet d'une synthèse brillante conduite par Anne Berthou[64]. Tous ces travaux sont intéressants mais portent en eux les limites de leur ambition. Centrés sur la tâche à effectuer ou sur le niveau de dépendance, ils ne peuvent que fort imparfaitement rendre compte de la réalité de la pratique qui procède de l'interaction entre des personnes, les unes soignantes et les autres soignées. Par définition, ces personnes ne sont pas toutes pareilles et, de surcroît, elles ne sont pas chaque jour animées de la même motivation ou de la même énergie. Ces personnes vivent la relation soignante et subissent parfois fortement la pression émotionnelle qui y est associée. Les outils, pour performants qu'ils soient, ne peuvent mesurer cette dimension invisible et pourtant omniprésente. En étant centrés sur la tâche ou le niveau de dépendance, les outils laissent dans l'ombre ce qu'il y a de plus pesant

63. SAINT-ÉTIENNE M., « L'infirmière et l'écriture », in *Soins, Formation, Pédagogie, Encadrement*, n° 18, 1996, pp. 54-58.
64. BERTHOU A. (sous la direction de), *Outils de mesure de la charge en soins infirmiers dans les établissements pour personnes âgées et les hôpitaux de soins aigus*, Institut suisse de la santé publique, Aarau, 1995.

et, donc, ce qu'il y a de plus déterminant pour la perception du poids du travail dans un service donné. Les limites de toutes les méthodes quantitatives se situent là où débute l'indicible de ce qui est ressenti, de ce qui est vécu, en fait ici, de ce qui constitue l'essence de la démarche soignante. Les pratiques qui consistent à vouloir renforcer le recours aux outils pour tenter de *prouver* un certain niveau d'activité, procèdent, à mes yeux, d'une forme de *forclusion*. Ce terme issu des travaux de Lacan signifie que l'on *s'empêche efficacement d'atteindre le but que l'on poursuit sincèrement*. Plus les mesures seront centrées sur les tâches effectuées et plus elles seront interprétées comme un reflet fidèle du réel, plus on augmentera les zones d'ombre et moins on mettra en valeur ce qui est intrinsèque au soin et à l'art soignant, ce qui, dans les faits, est le plus consommateur d'énergie.

Un document intitulé *La question du temps à l'hôpital* et rédigé par Marie-José Véga apporte d'intéressantes considérations :

« Une des caractéristiques du travail est la notion de temps. L'hôpital n'échappe pas à cette logique sociologique et économique. La productivité, les plannings de travail, les rotations d'équipes sur vingt-quatre heures se réfèrent au temps des horloges. Ce secteur d'activité, entretient une dépendance particulière avec ce temps : rendez-vous, prises de constantes biologiques, prévisions de tableau opératoire, rythmes des repas, ordonnancements des examens… ici, la montre et le chronomètre sont rois. Aussi, le temps a été maîtrisé, compté, combattu, et pourtant, à l'hôpital il est fréquent d'entendre : “on n'a jamais assez de temps”. Ce temps-là n'appartient plus à la personne soignée, il est la force vive de “l'organisation”. C'est le temps mathématique, celui du travail, où la conscience intime du temps ne compte pas. Afin de mieux gérer ce temps, il a été mesuré, compilé, analysé pour le rendre plus rationnel, plus productif. Cette louable intention pose question : le temps de soin, de vie ainsi chronométré, normé reflète-t-il toute l'intensité du vécu ? Ces données représentent-elles réellement le temps ? (…)

Pourtant cette dialectique du soin et cette mesure du temps se sont imposées dans nos schémas de pensée et ceci plus chez les cadres et les gestionnaires que chez les infirmières très réticentes. Dès lors, le soin s'est transformé en « charge de travail », avec toute la connotation négative qu'engendre ce mot. Puis, il a fallu mettre en relation cette charge et les effectifs. Des indicateurs de temps, d'intensité ou des indices de pondération se sont alors accolés aux soins. Ces approches n'ont pourtant pas permis de résoudre la sensation ou la réalité de « ne pas avoir assez de temps ».[65]

Ceci ne veut pas dire que les outils sont inutiles mais leur utilisation invite à la prudence. L'outil utilisé, quel qu'il soit, donne une idée plus ou moins précise de la réalité et peut, de ce fait, être utile pour éclairer une décision. Mais il s'agit bien d'une idée et non pas de la vérité dans toute sa complexité. Le côté aléatoire est ainsi à souligner lorsque l'on tient compte des caractéristiques propres à chaque établissement, voire à chaque service. C'est ainsi que la structure architecturale, le nombre d'ascenseurs et la rapidité avec laquelle ils desservent les différents niveaux, le mode d'approvisionnement des services en matériel divers et en repas, l'existence d'une équipe de brancardiers, l'implication du personnel de pharmacie, l'aide apportée par la diététicienne, la quantité de médecins et de stagiaires et leur organisation propre, les outils utilisés, le poids des activités administratives, les rapports plus ou moins conviviaux avec les autres services, l'âge du personnel, son niveau de qualification, son taux d'absentéisme, ses horaires de travail et le temps de chevauchement qu'il prévoit, les habitudes en matière de pauses, le nombre de réunions et d'activités de formation… sont autant d'éléments qui nécessitent, à chaque fois, une analyse locale de la situation.

Pour une telle analyse, les outils sont incontestablement des moyens utiles offrant des données objectives même si celles-ci ne reflètent qu'une partie de la réalité. Il convient donc de les utiliser, non pas quotidiennement, mais chaque fois qu'une base plus objective de discussion semble nécessaire. Ceci nous rapproche des conclusions d'un document québécois :

« Ceci nous laisse croire comme Kant que les choses positives émanent des deux points de vue. Il semble que la voie la plus sage ne soit donc pas de rejeter de tels instruments. L'administration étant un art et une science comme le sont aussi les soins infirmiers, il serait souhaitable d'agencer ces deux points de vue en favorisant l'usage d'instruments de mesure sans nier leurs limites et en étant conscient que l'enjeu se situera au niveau des attitudes et de l'utilisation du système par les gestionnaires. »[66]

---

65. VEGA M.-J., *La question du temps à l'hôpital*, document non publié, Diplôme d'Université de Philosophie, Université de Marne-la-Vallée, 1997, pp. 17-18.
66. THIBAULT C. *et al.*, *Les systèmes de mesure de la charge de travail en soins infirmiers*, document de l'Association des hôpitaux du Québec, Montréal, 1990, pp. 32.

Notons, également, que les nouvelles modalités organisationnelles qui se profilent petit à petit et qui placent le service comme entité organisationnelle de référence incluant une équipe pluriprofessionnelle, polyvalente et guidée par une démarche interdisciplinaire, vont considérablement changer les données du problème. Nous ne pourrons plus, en effet, dans un tel contexte, évaluer la seule part du travail infirmier, à moins de rester dans une logique professionnelle incompatible avec l'organisation par service. Il en résulte que d'autres approches seront nécessaires et, avec elles, des outils d'une nouvelle génération. Gageons que ces outils — ou peut-être ces méthodes — seront moins réducteurs et tenteront de mieux intégrer la subtilité de la pratique soignante.

COMMENT FAIRE?

En matière d'organisation, la question du comment est souvent posée. Un peu comme si nos interlocuteurs étaient en attente de recettes ou s'ils pensaient que nous pouvons leur livrer un *prêt à penser*.

J'ai pris pour option en ce domaine de ne jamais répondre à la question du *comment faire* mais bien d'indiquer des pistes à explorer et de fournir des éléments de réflexion. Pourquoi cette position alors que les attentes de types opérationnels sont si fortes ? C'est que répondre à la question du comment en livrant ce qui s'apparente à des recettes à appliquer relève, de mon point de vue, de démarches qui ne sont pas respectueuses des personnes car cela équivaut à considérer qu'elles ne pourraient pas trouver de réponses par elles-mêmes alors que ces réponses sont toujours à inventer. En effet, les professionnels vivent à chaque fois des situations qui leur sont particulières, à nulles autres pareilles. Dès lors, ce dont ils ont besoin ce n'est pas d'un *prêt à penser* dont les effets ne s'avèrent jamais probants durablement mais bien d'une démarche qu'ils conduisent eux-mêmes compte tenu des caractéristiques particulières de leur environnement.

Dès lors, à la question « **comment faire pour modifier ou faire évoluer l'organisation et utiliser des outils qui relèvent d'une perspective soignante pluriprofessionnelle et interdisciplinaire ?** », je répondrai qu'il faut *commencer par s'arrêter pour réfléchir ensemble* à deux mots qui semblent si connus ou qui semblent relever de telles évidences mais qui sont, dans les faits, si souvent méconnus ou mal

Tableau 5. — *Démarche en vue de l'organisation soignante dans un contexte pluriprofessionnel et selon une démarche interdisciplinaire.*

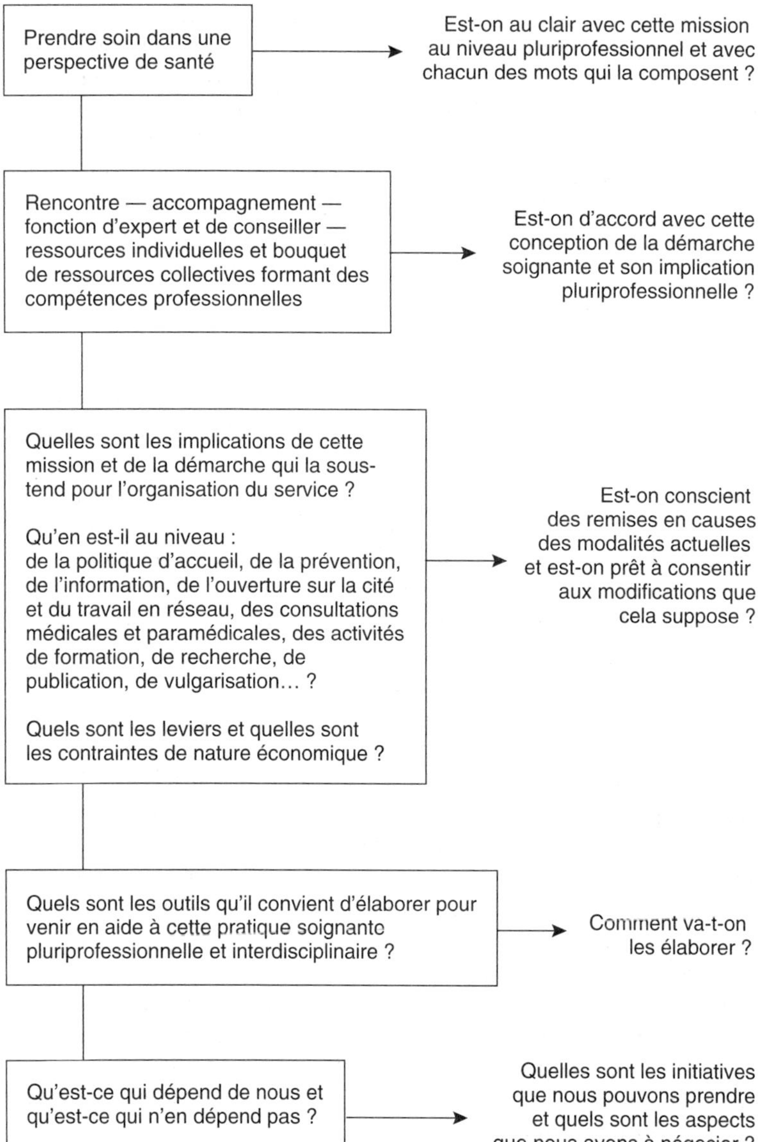

connus : *le soin et la santé.* À partir de ces deux mots, nous pouvons établir un lien entre eux ce qui se traduit par la question : **qu'est-ce que le soin quand il s'offre la santé pour horizon ?** Une pensée élaborée et structurée en équipe pluriprofessionnelle sur ces questions permet ensuite d'éclairer tous les aspects qui en découlent, soit ceux de l'organisation, des outils, de la dotation en effectifs et des types de qualifications requis, de la formation, de l'encadrement des stagiaires, de la recherche, de l'ouverture sur l'extérieur…

La démarche proposée et synthétisée au tableau 5 peut sembler abstraite – et elle l'est sur le papier – mais elle est, en fait, la plus opérationnelle qui soit car faite sur mesure, c'est-à-dire qu'elle peut s'ajuster à la mesure d'un service donné.

L'organisation de la pratique infirmière et, plus largement, celle de la pratique soignante relèvent de démarches à la fois complexes, engageantes, innovantes et passionnantes. Elles le seront d'autant plus lorsqu'elles ont pour fil conducteur explicite et sincère le soin porté à la personne et à la population en vue de déployer la santé. Le contexte économique est une donnée incontournable qui peut être féconde pour oser explorer des voies qui, pour de nombreuses raisons, semblaient jusqu'alors inatteignables ou jonchées d'obstacles perçus comme infranchissables.

6

La démarche qualité et l'évaluation

En lisant et relisant un recueil des textes que le philosophe Pierre-Philippe Druet publiait chaque semaine dans la presse grand public en Belgique, je reste interpellé par celui qu'il avait intitulé La « *crise* » *des valeurs.*[67] Constatant qu'un nombre important de personnes s'accordait à dire que *tout fout le camp,* exprimant par là leur point de vue sur l'*effondrement des valeurs*, l'auteur nous rappelle qu'il n'existe pas de valeurs *en soi* qui seraient inscrites-là, quelque part, par exemple dans la nature, et qu'il suffirait de suivre ou d'appliquer. C'est ainsi qu'il précise :

« une valeur constitue une clé permettant de donner sens à ma vie et à mon action, un *idéal* si l'on veut. Une valeur ne désigne donc pas, par définition, quelque chose qui est, mais bien quelque chose qui est à faire, à réaliser. L'égalité entre les hommes, la justice dans le monde, le respect intégral de la personne humaine… forment des buts qui se proposent comme *à poursuivre*. Mais il est clair que la manière de les réaliser doit être *inventée* et que le but atteint dépendra des moyens employés pour y parvenir. Bref, le contenu de la valeur ne se révèle qu'avec le progrès de celle-ci. Nul ne peut le définir *a priori*. »[68]

Il en va de même pour la qualité qui n'existe pas là, quelque part en tant que telle et que l'on pourrait éventuellement rajouter ou retirer comme une pièce d'un puzzle. Elle est chaque fois à inventer, à créer, à faire évoluer. Au niveau d'un établissement ou d'un service, les conditions sont à inventer car elle n'est pas omniprésente même dans telle structure réputée. Elle n'est pas davantage acquise

67. DRUET P.-Ph., *La raison de la passion — de la liberté et de l'éphémère*, Quorum, Louvain-la-Neuve, 1997.
68. *Op. cit.*, pp. 65.

d'office par tel ou tel professionnel même qualifié de brillant ou abondamment diplômé. Au niveau individuel, la qualité du soin est chaque fois à créer car elle est relative à chaque situation de vie rencontrée. De plus, l'importance des moyens matériels et humains déployés, sans nier leur intérêt, ne réussit pas à garantir le niveau de qualité atteint dans telle situation de soin vécue par des personnes qui se rencontrent et cheminent ensemble, les unes étant soignées et les autres étant soignantes.

Lorsque le professionnel pose la qualité du soin, avec tout ce que celle-ci contient, comme la valeur de référence de l'exercice de son métier, comme un *idéal* professionnel, cela implique que le souci de la qualité est la clé qui va guider et donner du sens à son action. Pour le professionnel, la qualité de l'attention portée à la personne en vue de lui venir en aide dans le déploiement de sa santé devient alors ce qu'il y a à faire d'important. Ce qui est sensé pour lui, c'est l'œuvre qu'il va tenter de réaliser dans la quotidienneté de sa pratique même si dans un certain nombre de cas il n'y parviendra pas ou qu'imparfaitement. C'est pour cette œuvre-là qu'il va agir, ce qui, le cas échéant, va le conduire à interpeller les responsables de sa structure ou ses collègues lorsque les conditions réunies ne lui permettent pas ou trop rarement, ou encore trop difficilement, de faire vivre cette valeur.

Un soin de qualité sera avant tout le fruit de ce désir du soignant de donner de la force, du relief, de l'inventivité à ses ressources, à ses talents et de chercher à éprouver du plaisir par le résultat atteint ou, tout au moins, par la sincérité et la pertinence de l'intention qui l'animait dans l'action menée. **Désir, ressources, talents et plaisir sont ainsi les maîtres mots pour que vive la valeur qualité dans une situation donnée**. Bien sûr ces mots ne se suffisent pas à eux-mêmes mais ils disent, d'une part, la limite de tous les moyens qui peuvent être acquis et mis en œuvre et, d'autre part, la direction à emprunter par toute stratégie, par toute démarche qui se donne pour horizon la qualité du soin, la qualité de ce service soignant rendu par des professionnels pour la santé de la population.

LA QUALITÉ ET SA DÉMARCHE

Le mot démarche est utilisé ici au sens de *se mettre en route pour marcher vers*. Poser la qualité comme valeur qui éclaire la route sur laquelle nous marchons c'est, d'une part, agir pour que le désir de qualité soit activé, soit nourri et donc vivace dans la pratique de chaque soignant; c'est aussi, d'autre part, s'interroger sur les ressources des professionnels — par exemple leur niveau de qualification ou leur créativité — et sur leurs conditions d'exercice, en sachant, néanmoins, que des ressources de haut niveau et des conditions *parfaites* ne seraient pas suffisantes pour garantir l'émergence et la vivacité du désir de qualité. Une part de ce désir est liée à la personne soignante elle-même, à ce qu'elle vit, à ce qu'elle ressent, à ce qu'elle éprouve comme source de satisfaction ou d'inquiétude, aux projets qui sont les siens, à ses espoirs ou désillusions et ce, tant sur le plan privé que professionnel. Souvenons-nous que l'expression *il faut laisser ses problèmes personnels au vestiaire* — notons au passage qu'on n'invite généralement pas à y laisser son sourire ou sa joie de vivre — n'est pas pertinente car dans un cas comme dans l'autre il s'agit de la même personne. Non pas que celle-ci puisse se laisser habituellement déborder par les aspects privés ou professionnels mais bien parce que ce qui fait le contenu de la sphère de l'un des aspects ne peut être totalement disjoint de ce que contient la sphère de l'autre, tout au plus peut-il être tempéré. C'est ce contenu, quel qu'il soit, qui fait la singularité de la personne soignante avec ses richesses, son énergie mais aussi ses faiblesses ou ses défaillances.

Quelle que soit la pertinence de la démarche entreprise, il faut donc se résoudre à accepter qu'une part importante de la qualité du soin — la qualité de l'attention portée au patient et à ses proches et de l'aide qui en résulte — n'est pas maîtrisable car directement liée aux personnes en présence, tant soignées que soignantes, et du désir qui les anime, désir d'être aidées pour les unes et désir d'être aidantes pour les autres.

Si une part importante de la qualité du soin n'est pas maîtrisable, cela n'autorise aucune forme de démission ou de fatalisme. Bien au contraire car il y a, d'une part, ce qui peut être maîtrisé et qui relève, pour l'essentiel, d'un certain nombre de conditions organisationnelles et matérielles qui servent de support à l'exercice des métiers soignants et qui représentent déjà un champ vaste et complexe d'actions. Il y a, d'autre part, un champ encore plus vaste et plus subtil qui est celui des initiatives qui peuvent être prises pour *prendre soin* des soignants — pour rappel, ceci n'équivaut pas à les materner — afin que l'atmosphère d'humanité dans laquelle ils exercent, se traduisant, entre autres, par un esprit soignant qui se diffuse dans l'institution et une cohérence d'ensemble relative à la mission fondamentale qu'est le soin, imprègne leur propre souci d'humanité dans leurs rapports à autrui.

Il apparaît ainsi que se mettre en route pour marcher vers plus de qualité et pour rendre celle-ci présente le plus souvent possible, dans les multiples situations de soins vécues par les personnes qui interagissent et cheminent ensemble, c'est s'engager sur une voie passionnante certes mais qui ne donne aucune certitude quant à l'intensité, l'étendue et la durée des résultats, même si elle peut procurer de nombreuses satisfactions et des encouragements. De surcroît, c'est progresser sur un chemin qui n'en finit pas, même s'il présente nécessairement des aires de repos propices à la détente voire au ressourcement. En effet, la perception de la qualité du soin est intimement liée à l'existence de chaque personne et est donc sujette à une intense motricité, à une grande variabilité. De façon plus générale, la qualité appréciée à un moment n'est déjà plus celle qui sera attendue à un autre. Il en va ainsi dans la vie de tous les jours où il y a une usure de la perception de qualité d'un produit ou d'un service qui est très liée à la représentation que l'on on en a à un moment donné, aux effets de mode (qui ne prennent ici aucunes connotations péjoratives), à la force ou l'inventivité de la concurrence, aux fruits des travaux de recherche, aux *gadgets* (parfois qualifiés de superflus mais qui deviennent très vite indispensables car offriraient plus de confort)…

Ce chemin de la qualité qui n'en finit pas — ce qui ne veut pas dire qu'il est sans issue — offre en fait quelque chose de sublime car ce *non-fini* laisse en permanence la porte ouverte sur les possibles qui restent à inventer, à explorer, à réaliser. Rien n'est dès lors fini sur ce chemin et personne ne peut prétendre en voir le bout ou en maîtriser l'issue. Il invite ainsi à l'humilité car chacun n'y est que de passage, même si celui-ci peut parfois durer longtemps et laisser des traces qui serviront comme autant de points de repères à ceux qui viendront à un moment ou l'autre le rejoindre et prendre le relais. Un tel chemin ne peut de la sorte devenir la propriété plus ou moins exclusive de tel directeur, de tel groupe de travail ou de tel consultant. Si ceux-ci peuvent aider à trouver la voie et participer à une tonalité d'ensemble, ils ne sont ni plus ni moins indispensables que chacun des professionnels qui se veulent quotidiennement auteurs et acteurs de qualité.

Comme le fait remarquer fort justement un article de Jean-Philippe Neuville,[69] il convient de ne pas se laisser embrigader et de relativiser certains discours péremptoires voire dogmatiques tenus par ceux qui, du haut de leur chaire, se sentent habilités pour prescrire ce que serait la qualité et donc les actions qu'il faut mener en son nom. C'est ainsi que l'auteur écrit :

« La qualité : pensée religieuse et littérature « totalisante ». Proposer une vision religieuse de la qualité pourrait paraître excessif ; et pourtant, ne parle-t-on pas des « dieux » ou des « gourous » pour évoquer ces auteurs japonais mais surtout américains, qui ont jeté les bases de ce nouveau « culte » international par le biais d'ouvrages dits « de référence » que certains n'hésitent pas à qualifier de « bibles » ? Ces « apôtres » du zéro défaut et de la qualité totale ne viennent-ils pas, à la demande des présidents des plus grandes firmes mondiales, proférer la « bonne parole » dans le cadre de « grands-messes » réunissant l'élite des cadres des entreprises concernées ? Quel grand groupe n'a pas son « ayatollah » de la qualité qui terrorise par son « intégrisme » et sa légitimité, les responsables de la conception et de la distribution ? »[70]

Cette forme d'approche totalitaire de la qualité fait également l'objet de ce que Neuville appelle un *quality business* auquel des budgets considérables sont consacrés. Il précise :

« Ce véritable *quality business* n'est pas une révélation : les cinq maîtres de la qualité invoquent l'urgence et l'impérieuse nécessité de former tous les dirigeants d'entreprise, et avec eux leur état-major, pour éviter ce qu'ils dénomment « une catastrophe économique à l'échelle planétaire ». La formation doit ensuite s'écouler dans les organigrammes afin de sensibiliser tous les acteurs de l'entreprise, le tout pouvant être coordonné par une ou plusieurs entreprises de conseil. Parallèlement ont émergé des associations nationales et internationales, des revues spécialisées, des organismes de formation, des commissions dans les chambres de commerce et d'industrie, des entreprises de conseil, bref, toute une mécanique institutionnelle chargée de promouvoir la qualité et de produire des entreprises certifiées.

---

69. NEUVILLE J.-Ph., « La qualité en question », in *Revue française de gestion*, mars-avril-mai 1996, n° 108, pp. 37-47 (RFG, 2 avenue Hoche, 75008 Paris).
70. *Op. cit.*, pp. 38.

Le mouvement pour la qualité, soutenu par les gouvernements, se propose comme premier objectif de « passer au moule » l'ensemble du secteur industriel; la taille du gâteau que vont avoir à se partager consultants et formateurs des pays industrialisés laisse rêveur et reste sans égale par le passé. »[71]

Si nombre de directions de la qualité ou d'organismes spécialisés peuvent apporter une aide appréciable pour aider les acteurs à progresser sur ce chemin qui n'en finit pas, il s'agit néanmoins de ne pas les rendre définitivement indispensables, comme cela serait le cas en faisant de la qualité quelque chose de plus, un trait rajouté à l'organigramme ou une préoccupation épisodiquement abordée ou réactivée au rythme de sessions de formation.

Quelques pistes à explorer

Puisque cheminer vers plus de qualité ne procède pas de prescriptions autoritaires, il en résulte que de multiples actions voire expérimentations vont être utiles et fécondes pour progresser sur cette voie qui n'a pas de fin. La cohérence de ce mouvement composé de tant et tant d'actions et d'expérimentations est à assurer par l'équipe de direction dont un de ses membres peut être plus particulièrement investi de cette mission.

C'est ainsi qu'à titre de **suggestions**, un certain nombre de pistes peuvent être retenues. Je ne prétends certainement pas à une quelconque exhaustivité et n'établirai pas de hiérarchie entre elles, leur importance étant chaque fois relative à tel ou tel contexte professionnel.

Constatons, tout d'abord, que l'**on ne part pas de rien**. Le souci de la qualité n'est pas nouveau même s'il semble sortir de l'ombre de temps à autre avec plus de force ou de détermination. La première suggestion est d'abord celle de ne pas négliger ce qui se fait déjà et qui, à l'instar du soin lui-même, est parfois très discret. Les talents des soignants ne sont pas spectaculaires, or c'est là que se trouve l'essentiel de la qualité de leur pratique. Agir en négligeant leurs préoccupations quotidiennes et très concrètes de qualité, c'est nier leur investissement actuel, c'est ne pas nourrir leur désir d'y

71. *Op. cit.*, pp. 46.

contribuer encore davantage ce qui peut, en certaines circonstances, engendrer de solides comportements de résistance.

La deuxième suggestion est de **rester conscient de la complexité** du sujet abordé. Ceci signifie que tous les déterminants de la qualité décrits plus haut sont interreliés et en interactions constantes. Agir dans la complexité nécessite aussi beaucoup d'humilité car tout ne peut être maîtrisé. C'est ainsi que ne peuvent être isolés les éléments les uns des autres, c'est-à-dire agir de façon séquentielle en traitant d'abord complètement tel aspect puis tel autre et ainsi de suite. Nous pouvons là retrouver une similitude avec la pédagogie par objectifs : en effet, elle a montré rapidement ses limites lorsque les pédagogues se sont rendu compte que l'étudiant, ayant atteint successivement tous les objectifs pédagogiques, avait une connaissance parfois approfondie de chacun de ceux-ci, mais n'avait aucune conscience des liens entre ces objectifs et de leur appartenance à un tout plus vaste et plus complexe, c'est-à-dire que dans les faits ses connaissances réelles étaient très limitées. De même l'action pour la qualité nécessite cette subtile approche où il s'agit, à la fois, d'agir sur la partie tout en l'intégrant au tout et, de surcroît, en identifiant, voire en anticipant, les implications que cette action induit sur un élément de l'ensemble pour les autres éléments qui le composent.

La suggestion suivante est celle de consacrer du temps à l'**approfondissement pluriprofessionnel des notions de soin et de santé** et des liens qui unissent le soin à la perspective santé. Ces deux mots souffrent de tant et tant de connotations ou de certitudes qu'il est bien utile de les revisiter, en particulier en dehors d'un contexte monoprofessionnel. C'est ainsi que pourra mieux émerger la différence qu'il y a entre *faire des soins et prendre soin* et, surtout, mieux faire prendre conscience à l'ensemble des membres de l'équipe pluriprofessionnelle que la mission fondamentale qui les réunit tous, malgré les spécificités de chaque groupe professionnel, est le soin à la personne — le *prendre soin* — en vue de déployer la santé. C'est de cette prise de conscience réelle que pourra naître une véritable démarche soignante interdisciplinaire riche des ressources complémentaires de chacun des soignants. C'est aussi de cet approfondissement conceptuel que sera stimulée l'inventivité des professionnels sur différents aspects de la qualité du soin, entre autres en matière d'organisation, d'activités, d'outils…

Une autre suggestion est de réfléchir en équipe à ce que serait la qualité du soin en partant **des plus démunis**. La question est : *qu'est-*

ce que cela implique de prendre soin de cette personne de notre service qui est particulièrement démunie et quels enseignements peut-on en tirer pour les autres et pour notre façon d'agir et de nous organiser? Il est possible d'être particulièrement démuni de plusieurs façons, entre autres, sur le plan matériel, affectif, physique… Lorsque des équipes de pédiatrie, par exemple, réfléchissent à cette question à partir de l'observation d'un enfant considéré comme laid, ou moins attachant car plus exigeant, ou plus isolé… de nombreuses remises en question ou prises de conscience peuvent voir le jour. Elles n'ont pas pour objectif de culpabiliser mais bien de nourrir la pensée et d'enrichir la pratique des soignants. Partir des situations des plus démunis pour penser l'action et l'organisation, c'est s'offrir un puissant moyen d'éveil à la misère d'autrui, à sa souffrance ou, plus simplement, à ses difficultés. D'intéressants enseignements peuvent en être tirés pour le soin offert à tout un chacun et à l'organisation de tout un service ou de toute une structure. J'ai ainsi en mémoire l'organisation d'un hôpital où les responsables avaient décidé de résoudre les problèmes de parking de façon radicale. Une barrière d'accès surveillée et actionnée par des vigiles fut placée ne laissant pénétrer que les ambulances, les voitures de service et celles du personnel, les patients et visiteurs devant trouver une place à l'extérieur de l'enceinte de l'hôpital. Un jour, accompagnant un membre du personnel muni de son laisser-passer, je fus à vrai dire choqué par la situation d'une dame âgée qui se rua véritablement sur la voiture dans laquelle je me trouvais en nous demandant de bien vouloir la transporter jusqu'à l'entrée du bâtiment principal dans lequel était hospitalisé son conjoint. L'état de ses jambes et son essoufflement à la marche ne lui permettant pas de marcher les cent cinquante mètres de côte qui la séparaient de l'entrée du bâtiment d'hospitalisation. Aucun moyen interne n'avait été prévu pour assurer le transport des patients et visiteurs. Voilà un exemple parmi d'autres montrant l'efficacité de l'équipe de direction qui avait effectivement réglé son problème de parking mais qui n'avait pas fondé sa réflexion sur les situations vécues par les plus démunis, en l'occurrence ici ceux qui présentent des difficultés à la marche sans pour autant relever de la catégorie des personnes invalides à mobilité réduite. Réfléchir l'organisation, les actions, les orientations à partir de ceux qui sont les plus démunis contribue à la qualité du soin car cela alimente l'atmosphère d'humanité et contribue à la réflexion des différents professionnels dans leur quête d'efficacité.

Parmi les suggestions, il y a également celle de **s'intéresser aux conditions** dans lesquelles les soignants exercent leur métier. Ces conditions sont-elles facilitantes? En quoi peuvent-elles être rendues plus aidantes? Les circuits et les outils, notamment informatiques, sont-ils pertinents et n'engendrent-ils pas trop de perte de temps? Y a-t-il des espaces de détente et d'autres pour se réunir? Quel est le confort des lieux? A-t-on veillé par des moyens simples et peu coûteux à leur esthétique? Quelles propositions peuvent-être formulées pour améliorer ce qui semble parfois immuable tels certains horaires logistiques par exemple? Je me souviens ainsi d'un hôpital universitaire du nord de l'Europe où le choix opéré par l'équipe d'un service d'oncologie était de ne pas réveiller les patients le matin estimant qu'ils avaient bien le droit de se lever à l'heure qui leur convenait le mieux en fonction de leurs habitudes et, surtout, de leur état de fatigue et de la qualité de leur sommeil durant la nuit qu'ils venaient de passer. Bien sûr, ceux qui devaient se lever pour aller au bloc opératoire par exemple étaient réveillés à l'heure adéquate. Dans ce type d'organisation où chacun se lève quand il veut — il est vrai aussi que les médecins y exerçaient une activité répartie sur toute la journée — se pose, entre autres, le problème des repas, en l'occurrence ici celui du petit-déjeuner. Pour pallier ce problème lié à l'activité du personnel de cuisine, le service a pensé une organisation différente où les repas étaient servis sous forme de buffet *self service* où chacun allait se servir quand il se sentait prêt pour déjeuner ou quand il en avait l'appétit. Les personnes ne pouvant se lever ou s'y rendre seules demandaient aux soignants de leur apporter un plateau composé d'aliments et de boissons de leur choix et disponibles ce jour-là. Voilà sans doute encore un moyen peu habituel mais efficace de voir autrement les fréquents problèmes d'horaires qui rendent parfois dépendants des services logistiques ou autres. Notons que les responsables de l'alimentation s'y retrouvaient d'un point de vue budgétaire car les dépenses étaient moindres que lorsqu'une portion identique était servie à chacun. Le temps consacré par le personnel soignant à servir et desservir les plateaux repas était lui aussi moins important et utilisé de façon plus soignante par exemple pour l'aide à la composition du plateau désiré ce jour-là. De surcroît, les diététiciennes et responsables de l'hygiène hospitalière ne mentionnaient aucune difficulté liée à cette modalité de fonctionnement. Le dialogue instauré entre tous les acteurs intéressés a été, ici aussi, déterminant.

Autre suggestion : se rappeler que la pratique soignante est œuvre singulière de création dans laquelle le soignant est auteur et acteur de qualité. Il en résulte la nécessité d'identifier pour chacun et pour chaque équipe l'**espace de liberté** le plus judicieux permettant, à la fois, de conjuguer l'initiative et la prise de risque tant individuelle que de groupe. Celles-ci intègrent nécessairement le souci du respect du travail de chacun et la cohérence avec les valeurs et orientations fondamentales du service ou de la structure. Cet espace de liberté est à associer au **tenir conseil** en équipe sur les différentes situations rencontrées. Pour illustrer mon propos, je puiserai chez Laure Giacometti[72] une situation clinique vécue et décrite dans ses travaux, soit celle d'une dame ayant nécessité une transplantation hépatique suite à une hépatite fulminante accompagnée de complications.

« Du fait de son état, Madame C. est restée intubée et ventilée presque tout son séjour. Malgré cela, les contacts étaient assez faciles, verbaux, écrits, non-verbaux. Ces mêmes contacts ont été sûrement favorisés par l'attitude très coopérante de la famille.

Avec le déclin de son état physique, le degré de communication s'est petit à petit dégradé. Peu à peu sa participation, sa collaboration aux soins sont devenues impossibles.

D'abord en état de veille, ses yeux grands ouverts, passive à tout ce qu'on lui disait ou faisait, elle est devenue peu à peu agressive, refusant tout ou subissant tout. À maintes reprises, sa situation a été évoquée par l'ensemble de l'équipe pluridisciplinaire afin de trouver des voies de résolution. La famille a souvent participé à ces échanges.

Jour après jour, elle a sans cesse fait l'objet de soins de « qualité », toilette quotidienne, shampooing, soins d'ongles, soins de rafraîchissement en cours de journée, soins de bouche fréquents.

Madame C. refusait de plus en plus ces soins. Face à ses refus, chaque soignant déployait maints arguments plaidant tantôt le confort, tantôt l'hygiène, le bien-être…

Un matin, S., infirmière dans le service depuis huit ans, a respecté le souhait de la patiente. Au-delà des règles d'hygiène et de l'organisation du service, lasse *d'exécuter* des soins qui seraient *subis* par

72. GIACOMETTI L., *Les chemins de la qualité — comment aborder la qualité des soins infirmiers à partir de la nature du soin ?* Mémoire de fin de formation d'Infirmière Générale, École nationale de la santé publique (ENSP), Rennes, 1992.

la malade, elles ont décidé ensemble qu'elle ne serait pas lavée. Les soins d'hygiène et de confort ne lui seraient dispensés que *lorsqu'elle* les souhaiterait.

La famille fut mise au courant et souvent les souhaits de madame C. ont transité par elle. Dans les jours qui ont suivi, les rapports, *le regard* de la patiente à l'égard des soignants furent moins hostiles. Un nouveau dialogue s'était établi. »

À la suite de l'exposé de cette situation, Giacometti met en exergue les interrogations issues de cette prise de liberté. C'est ainsi qu'elle expose les questions abordées par les soignants concernant l'interprétation des besoins des malades et le sens de leur pratique quotidienne :

« Bon nombre de soins infirmiers sont soumis à la volonté de répondre aux besoins des malades. Tout être humain sain ou malade aspire en effet à voir ses besoins fondamentaux satisfaits. Cependant, l'homme est aussi un être de culture qui a pris de la distance par rapport à la nature. Il peut décider de ne pas satisfaire certains de ses besoins. L'exemple ici cité illustre ce fait et révèle le décalage qui peut s'opérer lorsqu'un soignant décide de ce qui fait la satisfaction d'un besoin à un moment donné pour le malade. C'est la différence qu'il y a entre un acte de soin donné et une réponse soignante attendue. Cet exemple a été l'occasion pour l'ensemble de l'équipe de se questionner sur :

– ce qu'elles font quand elles lavent un malade; la toilette n'est-elle qu'un acte qui a pour but de rendre un malade propre ?

– à quels besoins répondent-elles lorsqu'elles accomplissent leurs actes infirmiers :

– ceux de l'institution hospitalière (principe d'hygiène) ?

– ceux du service (les toilettes se font de façon systématique le matin) ?

– ceux du malade (besoins fondamentaux) ? »[73]

L'intérêt d'un tel type d'échanges pour une approche critique de la qualité mérite d'être souligné.

De cette suggestion découle la suivante, celle de l'**ambition** et de la **prudence**. L'ambition n'est pas abordée ici dans son sens restrictif. Il s'agit de ce désir ardent mais mesuré d'arriver avec le malade et ses proches au meilleur résultat possible et de développer la perti-

73. *Op. cit.*, pp 39-40.

nence de sa pratique. Un soignant sans ambition, ni pour lui ni pour sa relation au patient, manquerait de force et de relief et ne susciterait guère la confiance. La prudence, quant à elle, ne concerne pas l'évitement mais bien l'action éclairée, celle qui témoigne d'une habileté dans des choix propices à progresser vers plus de bien-être. Dans un article intitulé *Philosophie et pratique soignante*[74], Michel Fontaine sous la rubrique *proposition d'un repère philosophique pour nous aider à penser notre pratique soignante*, met en exergue la notion de prudence. Il s'agit pour lui d'un repère dont la propriété essentielle est la sagesse. Il se réfère ainsi à Thomas d'Aquin pour qui « la prudence est la sagesse pratique qui inspire la décision lucide et efficace. [...] Une décision est dite prudente si elle résulte de la confluence du savoir et du vouloir élevés par les qualités de connaissance et de droiture au sommet, que l'on nomme sagesse. »[75] Poursuivant sa réflexion, Fontaine indique que la prudence appartient à la raison pratique et qu'elle est la cheville ouvrière qui engage des actes de l'intelligence tel le conseil. Se référant à nouveau à Thomas d'Aquin, il énonce « un parcours en trois temps constituant le processus de la décision prudentielle — la délibération (le conseil) — le jugement, la décision en tant que telle. »[76] Il conclut en constatant que la sagesse et le discernement constituent bien les éléments clés du jugement prudentiel. Ce dernier relève d'une sagesse pratique dont la nécessité dans la pratique soignante est certainement à mettre davantage en lumière.

La suggestion suivante est celle de **stimuler la pensée** des soignants, de **susciter leur curiosité** sur les différents aspects de la vie professionnelle mais aussi sur toutes les *choses de la vie*. Il s'agit par là de s'ouvrir davantage sur le monde et de rester en éveil sur tout ce qui caractérise notre humanité. De telles actions peuvent être initiées par les cadres qui peuvent organiser, par exemple, des clubs de discussion ou de lecture où viendraient librement quelques soignants partager leurs impressions, leurs questions à propos de tel ou tel fait divers ou de société, ou encore à propos de telle lecture que celle-ci soit professionnelle ou d'évasion. Que d'enseignements utiles à une compréhension de la vie ne tire-t-on pas, par exemple

74. FONTAINE M., « Philosophie et pratique soignante », in *Perspective soignante*, n° 2, septembre 1998.
75. *Op. cit.*
76. *Op. cit.*

d'une littérature non-professionnelle, telle la littérature romancière. Certains invoqueront le temps pour souligner l'impossibilité d'une telle suggestion. Et pourtant, elle a été durablement mise en œuvre en plusieurs endroits où, *a priori*, le temps était également compté. Sans doute sous-estime-t-on la rentabilité de ce genre d'activité, c'est-à-dire son intérêt et son apport pour une pratique de qualité.

Une autre suggestion est celle d'**aborder la qualité avec noblesse** en ne la transformant pas en moyen de pression ou de management par la terreur. Ce dernier repose comme un alibi sur les exigences insatiables des patients et sur le poids de la concurrence. Pour illustrer cette suggestion, Jean-Philippe Neuville peut à nouveau être cité :

« De la légitimité du client à la légitimité du management. La qualité du produit s'avère être un argument extraordinairement crédible et mobilisateur à tous les niveaux de l'entreprise, probablement en raison de la nature même de l'objet — tout le monde a quelque chose à dire sur la qualité — et de la capacité de tout acteur en entreprise à se projeter à la place d'un client, rôle qu'il tient dans sa vie quotidienne. Mais comme la qualité du produit n'existe que par le client, celui-ci devient *ipso facto* le nouveau maître dont il faut satisfaire toutes les exigences. Les hauts responsables [...] adoptent alors vis-à-vis de leurs subordonnés et des fournisseurs des discours managériaux pour le moins surprenant dont les contenus pourraient être résumés par la formule suivante : « Ce n'est pas moi qui l'exige, ce sont les clients qui le demandent. » Le manager paraît en quelque sorte se déresponsabiliser en externalisant sur les clients ses décisions et son autorité; pour fixer ses objectifs, il va faire état des exigences des clients; pour sanctionner la non-qualité, il va invoquer le mécontentement et le comportement des clients qui risquent de se tourner vers la concurrence; pour définir ses choix personnels, il va suivre l'évolution des pourcentages de satisfaction et d'insatisfaction de la clientèle effective et potentielle. Cette nouvelle forme de management s'avère très efficace car tout le monde ayant intégré le concept de qualité du produit, et de ce fait ayant contribué à l'installation du client sur un trône, personne ne peut se permettre de critiquer les attitudes et comportement de ce nouveau roi. Dire que le client a toujours raison, revient désormais à dire que le management et la hiérarchie qui l'incarnent ont toujours raison. [...] De fait, la qualité introduit un nouvel échelon hiérarchique au sommet de chaque pyramide, le client, parfaitement accepté par tous les échelons inférieurs : cela revient à réinjecter de la soumission entre les échelons et, simultanément, rendre le management moins contestable. Tout subalterne, de par son statut d'acteur en entreprise et sa capacité de se projeter à la place du client, est amené à partager le système de valeur de sa hiérarchie et donc à en accepter les décisions. C'est probablement là que réside le coup de génie de l'usage de la qualité du produit pour diriger et transformer l'entreprise. »[77]

La qualité de l'attention particulière portée à autrui ne peut durablement se développer dans un climat dont la sérénité est menacée par des comportements inappropriés ou des enjeux réels peu explicites.

Veiller, entre autres par la formation, à permettre à chaque soignant d'**augmenter ses ressources** est une autre suggestion. Il s'agit de la sorte d'augmenter la qualité de son bagage, celui qui contient déjà un certain nombre de ressources auxquelles d'autres peuvent se rajouter ou certaines devenir plus affinées. La variété des ressources des soignants augmente les possibilités offertes aux patients et à leurs proches. C'est ainsi que certains suivront une formation leur donnant telle ou telle spécialité formelle, que d'autres se spécialiseront dans tel type de pratique clinique ou que d'autres encore se familiariseront avec des moyens tels la réflexologie, le massage, le jeu, le chant, la musicothérapie… La limite à ces ressources supplémentaires est de ne pas transformer le soignant en *un spécialiste* qui aurait une étiquette particulière par laquelle il s'approprierait — ou on lui confierait — tout ce qui relève de sa *spécialité* en délaissant le reste de l'activité.

Les **outils** mis à la disposition des soignants relèvent également d'une suggestion. Je pense ici en particulier aux protocoles servant de support aux actes posés. De tels protocoles n'ont néanmoins d'intérêt que dans la mesure où ils respectent l'espace de liberté nécessaire pour *prendre soin* d'une personne. Si le protocole devient la vérité exclusive ne pouvant souffrir d'aucun écart, nous risquons de dériver vers une pente qui conduit à la non-qualité. Notons, également, que le confort, voire la sécurité offerts par les protocoles, ne justifient nullement de *tout protocoliser.*

La présence du **cadre** au cœur de l'activité, son authenticité, son souci de cohérence et sa capacité d'agir comme vecteur de sérénité

---

77. *Op. cit.*, pp. 43-44.

et d'animer et exercer une fonction de formateur au sein de son équipe représentent aussi une suggestion. La qualité d'un service et dès lors du service rendu, sera grandement dépendante de la compétence du cadre en tant que manager ayant bien intégré sa mission qui consiste *à ménager l'équipe et son environnement pour ensemble vivre bien et ensemble aller loin.*

Une des dernières suggestions est relative à l'**esthétique du soin**. Il s'agit par là de montrer combien le soin est beau quand il relève d'une œuvre unique de création marquée par l'attention particulière, par l'ambition et la prudence. La discrétion associée à tout acte de soin rend celui-ci souvent invisible dans sa beauté intrinsèque. L'esthétiser n'est pas l'offrir en spectacle mais lui donner une valeur ajoutée, c'est proposer une forme de caresse qui rassure le soignant ou, plus simplement encore, l'encourage. Lui dire *c'est beau ce que tu as fait là* peut s'avérer être un puissant stimulateur d'énergie… C'est ainsi que la notion de *petites choses*, si importantes en particulier dans le soin infirmier, revêt également une place de choix dans les rapports que les soignants entretiennent entre eux.

Utiliser les données objectives et subjectives, notamment le courrier adressé par les patients ou leurs proches ainsi que les événements divers en vue de les analyser, de les discuter et d'en tirer des enseignements pour la suite de la progression sur le chemin emprunté représentent mon avant-dernière suggestion. Celle-ci suppose, outre les techniques habituelles d'évaluation, une certaine ouverture sur ce qui se passe dans les autres structures afin de s'en inspirer pour étudier les possibilités d'améliorer ce qui se fait dans son propre lieu de pratique.

La dernière suggestion est celle de **ne pas se laisser décourager** par l'ampleur de la démarche entreprise qui de surcroît progresse sur un chemin qui n'en finit pas. La question stoïcienne peut ainsi chaque fois être posée et reposée : qu'est-ce qui dépend de nous et qu'est-ce qui n'en dépend pas ? Identifier avec chaque soignant ce qui dépend de lui pour progresser vers plus de qualité et qui relève souvent du *détail* est un acte de qualité. Pensons à toutes les initiatives que chaque soignant peut prendre, par exemple frapper à la porte d'une chambre avant d'entrer ou veiller à fermer les rideaux lorsque le soleil devient éblouissant ou encore à ne pas placer de sonde gastrique là où un peu plus de patience suffirait… Tant de choses dépendent directement de chacun qu'à elles seules elles peuvent déjà considérablement faire avancer le niveau de la qualité du soin.

L'ÉVALUATION

Évaluer la qualité du soin est une étape essentielle mais complexe du processus de qualité comme le montrent, entre autre, les travaux de William d'Hoore[78]. L'évaluation consiste à porter un jugement sur la valeur de la pratique soignante et, par extension, sur celle du service rendu par les professionnels à la population.

Il s'agit d'un sujet sensible car elle aboutit, en quelque sorte, à dire ce qui est bien et ce qui ne l'est pas. Une confusion est parfois observée entre l'évaluation de la pratique soignante et le recours à certains outils de mesure. Il peut être tentant, en effet, de vouloir objectiver la pratique par des outils qui donnent un caractère irréfutable aux résultats obtenus permettant, dès lors, des comparaisons. Si les outils sont indubitablement utiles, ceux-ci ne peuvent néanmoins tout englober, tout cerner. La prudence s'impose afin de ne pas faire dire à des outils ce qu'ils ne peuvent exprimer. On retiendra donc qu'il faut mesurer ce qui est mesurable et renoncer à mesurer ce qui ne l'est pas, ce qui n'équivaut nullement à renoncer à l'évaluation du non-mesurable.

L'élaboration d'outils de mesure est souvent structurée autour de l'approche décrite par Donabedian distinguant les ressources, les processus et les résultats[79] :

– les **ressources** comprennent des éléments de logistique et d'organisation nécessaires à la pratique soignante ; nous y retrouvons, entre autres, l'architecture, les circulations internes des personnes et des matières, la dotation en effectifs et la qualification de ceux-ci, leur organisation, le type et la qualité du matériel, la formation permanente, les règlements internes, les référentiels divers…

– les **processus** comprennent les actions menées par les soignants et jugées nécessaires pour rencontrer les besoins et attentes de la population ;

– les **résultats** relèvent, quant à eux, de la modification apportée à l'état de santé ; cette dernière approche est, dans les faits, la seule qui permet véritablement d'évaluer la qualité du service rendu

78. D'HOORE W., « Enjeux de l'évaluation de la qualité des soins », in *Perspective soignante*, n° 6, décembre 1999, pp. 7-28.
79. DONABEDIAN A., « Evaluating the quality of medical care », in *Milbank Memorial Fund quartely*, 44, 1966, pp. 166-206.

puisque la pratique y est mise directement en relation avec l'amélioration ou la modification de la santé de la personne.

L'approche de type résultats est néanmoins la plus complexe et ne peut être valablement menée que par une démarche pluriprofessionnelle tant il est illusoire, de mon point de vue, de vouloir isoler au sein de la démarche soignante l'apport spécifique de tel ou tel sous-groupe de professionnels et, de surcroît, de vouloir établir un lien de cause à effet entre tel apport pris isolément et tel résultat qui ne peut que concerner la personne dans sa complexité. Référons-nous aux importants travaux d'Agnès Jacquerye sur ce sujet :

« La première difficulté à laquelle on se heurte est de définir la part des soins infirmiers dans l'ensemble des techniques de soins (médicales, infirmières, paramédicales…) contribuant à l'amélioration de la santé du patient. Cette difficulté est d'autant plus importante que ces diverses techniques interviennent, selon les cas, avec une pondération différente et chacune avec sa qualité propre. La seconde difficulté est d'appréhender par une mesure quantitative l'état d'amélioration de la santé du malade; or, une telle appréciation peut difficilement s'exprimer en valeur absolue et générale. »[80]

La mise au point d'outils de mesure procède d'un travail spécialisé qui relève de véritables travaux de recherches tels ceux menés par Grenier[81], Jacquerye[82], Hubinon[83], Kovess[84], Vercauteren[85], Leteurtre[86], d'Hoore[87], Jaques[88]… Pour ne citer qu'eux. Il s'agit d'autant de travaux qui, s'ils n'ont pas de prétention universelle, constituent de

80. JACQUERYE A., *Guide de l'évaluation de la qualité des soins infirmiers*, Le Centurion, Paris, 1983, pp. 64.

81. GRENIER R., DRAPEAU J., DESAUTELS J., *Normes et critères de qualité des soins infirmiers*, Maloine, Paris, 1989.

82. JACQUERYE A., *Effets d'un programme d'amélioration continue de la qualité dans la prise en charge des patients à risque ou atteints d'escarres*, Thèse présentée pour l'obtention du grade de Docteur en santé publique, Université libre de Bruxelles, École de santé publique, avril 1996.

83. HUBINON M., *Management des unités de soins — De l'analyse stratégique à l'évaluation de la qualité*, De Boeck, Bruxelles, 1998.

84. KOVESS V. (sous la direction de), *Évaluation de la qualité en psychiatrie*, Economica, Paris, 1994.

85. VERCAUTEREN R., CHAPELEAU J., *Évaluer la qualité de la vie en maison de retraite*, Erès, Toulouse, 1995.

86. LETEURTRE H., PATRELLE I., *La qualité hospitalière*, Berger-Levrault, Paris, 1996.

87. GOBERT M., d'HOORE W., « Le développement de l'interface hôpital-domicile », in *Perspective soignante*, n° 1, avril 1998, pp. 68-87.

88. JAQUES F., « Une démarche qualité dans le canton de Vaud : l'accréditation des Centres de traitement et de réadaptation (CTR) », in *Bulletin des médecins suisses*, février 1997.

solides références pour alimenter, en un endroit donné, la démarche qualité entreprise et l'évaluation de ses résultats.

Au-delà des outils de mesure, il y a l'évaluation de la pratique soignante elle-même. Celle-ci se fonde avant tout sur un ensemble de données objectives et subjectives qu'il convient de mettre en discussion. Il s'agit de porter un jugement sur le soin porté à une personne et à ses proches et d'apprécier l'aide qui leur a été apportée. La façon la plus adéquate pour mener une telle évaluation réside dans la réunion pluriprofessionnelle des différents soignants où chacun, avec les données issues de sa pratique, apporte des éléments qui éclairent le processus entrepris dans une perspective critique. Une telle évaluation procède véritablement du *tenir conseil* sur la démarche soignante interdisciplinaire. La méthode de travail à utiliser ne peut être prescrite de l'extérieur même si elle peut être documentée par les démarches entreprises en d'autres lieux. Elle doit être mise au point par l'équipe et régulièrement ajustée. Elle tient compte, entre autres, des moyens localement disponibles et des aspects jugés plus particulièrement sensibles.

L'ACCRÉDITATION

L'accréditation des structures de soins est une démarche déjà ancienne aux États-Unis et beaucoup plus récente dans les pays européens. Accréditer c'est donner du crédit, c'est assurer, par une démarche appropriée, que tel ou tel établissement est crédible et qu'il peut, dès lors, bénéficier plus particulièrement de la confiance de la population. En France, l'accréditation à été confiée à un établissement public administratif créé par le législateur en 1997. Il s'agit de l'Agence nationale d'accréditation et d'évaluation en santé (ANAES). Cette dernière a mis au point sa procédure de travail afin de permettre aux établissements qui le souhaitent de se soumettre au processus d'accréditation selon le schéma repris au tableau 6.

Les Centres de lutte contre le cancer se sont particulièrement distingués en France par leurs travaux en la matière. Ils ont ainsi produit un véritable manuel d'accréditation[89] extrêmement complet regroupant pas moins de trente chapitres couvrant de multiples aspects du soin au patient cancéreux. Des centaines de critères ont ainsi été établis permettant une auto-évaluation des établissements concernés.

---

89. Fédération nationale des centres de lutte contre le cancer (FNCLCC), *Contribution à une démarche d'accréditation pour la cancérologie*, Paris, 1996.

Tableau 6. — *Processus d'accréditation selon l'ANAES*[90].

Demande d'entrée dans le processus d'accréditation par l'établissement avec un dossier type.
↓
L'ANAES envoie un manuel d'accréditation à l'établissement pour procéder à l'auto-évaluation.
↓
Les résultats de l'auto-évaluation sont adressés au directeur général de l'ANAES.
↓
Une équipe d'experts-visiteurs se rend sur place et procède à l'analyse de l'établissement à partir du manuel d'accréditation.
↓
Un rapport de visite est élaboré à partir du rapport des experts-visiteurs et du rapport d'auto-évaluation réalisé par l'établissement.
↓
Ce rapport est adressé dans un délai de 2 mois à l'établissement.
↓
L'établissement dispose d'un mois pour produire ses observations.
↓
Ces documents sont transmis au collège d'accréditation.
↓
Le collège d'accréditation : • vérifie le respect de la procédure d'accréditation • valide le rapport précité • détermine les recommandations • fixe les modalités de suivi des recommandations • arrête le délai dans lequel l'établissement doit engager une nouvelle procédure.
↓
Le directeur général de l'ANAES transmet ces éléments à l'établissement ainsi qu'au directeur de l'Agence régionale de l'hospitalisation.
↓
Un compte rendu de la procédure d'accréditation est rédigé par le directeur général de l'ANAES et peut être porté à la connaissance du public et des professionnels.

90. ANAES, *L'accréditation en 10 questions*, plaquette de présentation, Paris, 1997.

Dans l'avant-propos de leur ouvrage, les auteurs exposent les motifs de leur démarche :

« La cancérologie est une discipline qui nous paraît se prêter particulièrement bien aux premières expériences d'accréditation. Reposant sur les notions de pluridisciplinarité, de réseaux de soins, de protocoles thérapeutiques évalués, la prise en charge cancérologique concerne des patients souvent fragiles, parfois dans des états de détresse physique ou morale avancés. Les succès thérapeutiques en cancérologie reposent sur des stratégies de traitement pluridisciplinaire, faisant appel à la conjonction synergique de chirurgie, de radiothérapie, de traitements médicaux, de soins de suite. L'exigence de qualité, de respect des procédures éprouvées, l'évaluation des résultats, sont les seuls garants de l'efficacité de ces traitements et des progrès thérapeutiques, certes lents mais constants et réels. [...] Nous souhaitions avant tout une mobilisation des professionnels autour de la démarche de qualité, une prise de conscience interne des objectifs à atteindre, de la nécessité d'une évaluation régulière des modes d'organisation, des procédures, du fonctionnement et de la gestion de l'établissement. »[91]

Notons l'importance accordée par les auteurs à *la mobilisation des professionnels* ce qui, sans aucun doute, au-delà des résultats concrets publiés et utiles en termes de références et de base de réflexion pour tous, constitue le levier le plus puissant pour améliorer la qualité, que ce soit dans les Centres de lutte contre le cancer ou dans tout autre service ou établissement.

L'accréditation fait l'objet de nombreuses discussions. Elle a ses partisans et ses détracteurs. Certains ne voient pas trop la différence que l'on peut établir avec la certification alors que d'autres en font une analyse plus nuancée[92]. Au-delà de ces aspects parfois polémiques,

91. *Op. cit.*, pp. II.

92. LHEZ P., « De la certification à l'accréditation », in *Soins, Formation, Pédagogie, Encadrement*, n° 25, 1er trimestre 1998, pp. 5-9.

BAILLEUL B., GANDRE V., « Mesure et suivi de la qualité : la méthode Six-Sigma. Vers le zéro défaut ? », in *Gestions hospitalières*, n° 410, novembre 2001, pp. 755-765.

BERTEZENE S., « Démarche d'amélioration de la qualité : état des lieux », in *Gestions hospitalières*, n° 410, novembre 2001, pp. 710-721.

DELPLANQUE R., « Améliorer la qualité en établissement d'hébergement pour personnes âgées dépendantes », in *Les Cahiers de l'ANIG*, n° 3, juin 2001, pp. 20.

D'HOORE W., « Les enjeux de l'évaluation de la qualité des soins », in *Perspective soignante*, n° 6, décembre 1999, pp. 7-28.

ESCOLAN M.-C., « Analyse critique des résultats d'une étude sur la gestion de la qualité », in *Gestions hospitalières*, n° 410, novembre 2001, pp. 766-769.

notons que l'accréditation est une occasion à saisir au sein d'un établissement pour réinterroger ses pratiques. Même si l'on ne peut ignorer qu'aucune démarche de type macroscopique ne peut garantir la qualité du soin dans l'ensemble d'une structure, une telle opportunité peut participer à un esprit tourné vers la qualité et, plus particulièrement, agir comme stimulant pour apporter des modifications propices à une pratique plus soignante et plus imprégnée des multiples facettes qui composent la qualité.

Pour conclure ce chapitre, je me référerai à Guy Durant s'interrogeant, lors d'une conférence, sur les nouvelles logiques managériales à l'hôpital. Il nous y parle de la démarche qualité en ne voulant pas restreindre celle-ci à des pratiques courantes à une époque, celle du *contrôle de la qualité*. Se situant en tant que manager, il fait référence à un de ses collègues québécois en déclarant : « J'aime bien cette phrase de Richard l'Écuyer, Directeur général de l'hôpital Sainte-Justine de Montréal : "*Croire en la qualité, c'est faire sienne cette valeur, c'est être convaincu qu'elle me concerne d'abord, qu'elle se retrouve dans mes attitudes, mes gestes, mes discours. C'est un rendez-vous que chacun se donne*". »[93]

---

92. (Suite)
HERVY B., « Et si Molière avait raison ?... Démarche qualité, accréditation et animation », in *Soins Gérontologie*, n° 33, janvier-février 2002, pp. 30-35.
LEFORT M.-Cl., DELETOILLE V., « Les indicateurs qualités au service d'une culture de l'amélioration continue des soins infirmiers », in *Revue de l'ARSI*, n° 65, juin 2001, pp. 5-13.
LEPESQUEUX M., « Une visite des « visites » sur le site de l'ANAES », in *Les cahiers de l'ANIG*, n° 3, juin 2001, pp. 5-9.
LETEURTRE H., « Accréditation : premiers résultats et premiers enseignements », in *Revue Hospitalière de France*, 2001, 01-02, pp. 6-15.
MAROUDI D., « Accréditation : pour une éthique du comportement et une réflexion sur les valeurs », in *Gestions hospitalières*, n° 410, novembre 2001, pp. 728-730.
NGORAN K. *et al.*, « L'accréditation en pneumologie : étude de faisabilité en milieu africain », in *Gestions hospitalières*, n° 410, novembre 2001, pp. 748-754.
PAGE G., « Place et rôle de l'infirmière générale dans la démarche d'accréditation », in *Les cahiers de l'ANIG*, n° 3, juin 2001, pp. 10-14.
THUILLIER M., « L'accréditation : point de vue », in *Les cahiers de l'ANIG*, n° 3, juin 2001, pp. 15-16.

93. DURANT G., « Une nouvelle logique managériale à l'hôpital », in Actes du Congrès international *Le soin infirmier dans le système de santé — Quel avenir pour quel soin infirmier ?* ENSP/UCL, Saint-Malo (France), 10-12 mai 1995.

Conclusion

La qualité du soin infirmier est un sujet vaste et complexe qui ne peut être isolé de l'ensemble encore plus vaste auquel il appartient, celui de la pratique soignante pluriprofessionnelle.

Cette dernière relève d'une démarche soignante interdisciplinaire qui consiste à *prendre soin* d'une personne, c'est-à-dire aller à sa rencontre et l'accompagner en vue de déployer la santé. Par cette démarche, les soignants exercent la subtile mission de venir en aide à une personne en son existence. Pour concrétiser cette mission, les soignants de l'équipe pluriprofessionnelle ont chacun à leur disposition un certain nombre de ressources leur permettant de remplir une fonction d'expert et de conseiller. Par celle-ci, ils utilisent leurs talents pour tenter de susciter de l'espoir en enrichissant l'horizon de la personne, en élargissant ses possibles et en *tenant-conseil* avec elle, ce qui n'équivaut pas à lui donner des conseils.

La qualité d'une telle pratique ne peut être définie de façon descriptive car elle est intimement liée au sens que prennent les actions menées pour et avec une personne dans la situation de vie qui est la sienne. La qualité du soin est ainsi chaque fois relative à la situation vécue par des personnes qui se rencontrent et cheminent ensemble, les unes étant soignées et les autres soignantes. De multiples déterminants, dont certains pourront être maîtrisés et d'autres pas, vont interagir et influencer le résultat obtenu.

L'ensemble de la démarche qui conduit à plus de qualité repose sur *un chemin sans fin* dont une des caractéristiques est celle de l'esprit soignant et de l'atmosphère d'humanité qui animent et règnent dans une structure, dans un service. C'est dire l'importance de l'investissement de chacun. Celui de l'encadrement et de l'équipe de direction dont la mission la plus fondamentale est celle de faciliter l'exercice de la pratique soignante afin que celle-ci puisse s'exercer dans un contexte porteur de sens et respectueux des personnes. Celui des soignants, principaux auteurs et acteurs de qualité grâce à la vivacité de leur désir de porter une attention particulière aux personnes soignées et, ainsi, d'œuvrer pour le déploiement de la santé de la population.

La qualité du soin est le fruit d'une intention, celle qui permet de penser et d'agir dans une perspective soignante. Elle ne pourra en aucune manière être réduite aux approches instrumentales et macroscopiques, aussi sophistiquées et utiles soient-elles.

Annexes

ANNEXE *I* – *« La vertu de compassion comme fondement de la pratique soignante », texte de P. Petitgirard, in* Perspective soignante, *Seli Arslan, Paris, n° 1, avril 1998.*

ANNEXE *II* – *« Écho du 30ᵉ cycle de perfectionnement en sciences hospitalières de l'Université catholique de Louvain (UCL) », « Échanges sur la communication »,*

1. *Ce qu'une infirmière voudrait dire aux médecins et administratifs.*
2. *Ce qu'un médecin voudrait dire aux infirmières et aux administratifs.*
3. *Ce qu'un administratif voudrait dire aux médecins et aux infirmières.*

Témoignages de A. Deruelle, Th. Muller et G. Saelens, in Info Nursing, *Bruxelles, n° 53, octobre 1995, pp. 2-7.*

ANNEXE *III* – La charte du patient hospitalisé *(annexée à la circulaire ministérielle n° 95-22 du 6 mai 1995).*

Annexe I — LA VERTU DE COMPASSION COMME FONDEMENT DE LA PRATIQUE SOIGNANTE

Pierre Petitgirard, agrégé de philosophie

Dans un ouvrage récent consacré au *Prendre soin à l'hôpital*, Walter Hesbeen dit de la compassion qu'elle est « incontournable dans la pratique soignante véritable »[94]; il en fait même la pierre angulaire des attitudes psychologiques et morales requises de la part du soignant — infirmier ou médecin — à l'égard des malades en souffrance et de ses proches.

Une telle affirmation peut paraître vieillotte et dépassée dans un univers hospitalier de plus en plus « clean » et où, pour être efficace, le soin se fait de plus en plus technique et médicalisé.

Mais la technicité des actes doit-elle pour autant aseptiser le sentiment? Le soignant, sous prétexte d'efficacité, peut-il faire l'impasse sur ce qu'il y a de proprement humain dans la relation à instaurer avec le patient? Cette relation n'implique-t-elle pas une présence active que seule la compassion est à même d'assurer, en mettant le soignant au plus près de ce que « supporte, endure, subit, parfois durablement »[95], le malade, sans oublier ses proches?

Encore faut-il s'entendre sur la nature de la compassion — son concept est loin d'être clair — et de montrer qu'elle fait partie intégrante de la pratique soignante, en ce sens qu'elle en est la condition même de possibilité.

Nous partirons, quitte à l'aménager en cours de route, de la définition de Paul Foulquié dans son *Dictionnaire de la langue philosophique* : « la compassion est l'état affectif consistant à prendre part à la souffrance ou au malheur d'autrui ».

Cette participation irait, selon certains, jusqu'à un *partage* de la souffrance dont l'effet serait d'alléger le fardeau porté par la personne malade; mais il est discutable que l'on puisse, à proprement parler, partager la souffrance d'autrui; certes, on peut souffrir que

---

94. HESBEEN W., *Prendre soin à l'hôpital,* Masson-InterEditions, Paris, 1997, p. 101.
95. *Ibid.*, p. 27.

l'autre soit en état de souffrance, mais on ne souffre pas *sa* souffrance, on fait seulement l'épreuve de l'autre aux prises avec sa propre souffrance. Ici, l'altérité des existants est indépassable. Madame de Sévigné, quoi qu'on en dise, et bien qu'elle le souhaite de tout son amour maternel, n'a pas mal à la poitrine de sa fille, c'est impossible; elle a mal que sa fille ait mal à la poitrine; et si, par confusion hystérique, elle avait réellement mal à sa propre poitrine, sa fille n'en serait, à mon sens, nullement soulagée.

Mais si la compassion n'est plus, au sens strict, partage de la souffrance de l'autre, elle est accueil de l'autre en état de souffrance, accueil de ses angoisses, de ses cris; nous nous laissons toucher, pénétrer, éprouver par eux; il y a dans la compassion *entente* quasi viscérale de l'autre, et cette entente, *entendue par l'autre*, peut entraîner chez lui un certain soulagement, car il ne porte plus sa souffrance dans la solitude; il sait qu'un autre l'entend, et cela suffit pour qu'elle prenne un autre sens.

Paul Foulquié insiste donc à juste titre sur la dimension affective de la compassion; cette dernière est bien d'abord un sentiment; un sentiment pénible, inconfortable, perturbant, de l'ordre de l'*épreuve*. Aussi arrive-t-il qu'on ne supporte pas le spectacle de la souffrance, qu'on en soit irrité, impatienté, révulsé, qu'on cherche à s'en protéger par l'indifférence, le rejet voire l'agression : être enfin débarrassé de cette souffrance que la souffrance d'autrui m'inflige! Ce rejet de la compassion a pu être élevé au rang de sagesse par des stoïciens comme Épictète : « En paroles, certes, n'hésite pas à compatir avec celui qui pleure parce qu'il est en deuil, voire, le cas échéant, à gémir avec lui; prends garde toutefois à ne pas gémir aussi du dedans. »[96]

Mais si la compassion est attitude d'*accueil*, si « elle rend misérable à la misère d'autrui »[97], être compatissant ce n'est pas pour autant se laisser envahir et déborder par les cris, les plaintes, les angoisses de la personne qui souffre, en être bouleversé ou sidéré au point d'en devenir impuissant. Qu'est-ce qu'une compassion qui ne serait pas agissante? Elle tomberait vite dans la sensiblerie ou même le voyeurisme. Aussi supporte-t-elle, paradoxalement, une certaine maîtrise de soi et quelque chose comme une *distance* inté-

96. Épictète, *Manuel*, XVI.
97. FEILLET B., *L'errance*, Desclée de Brouwer, Paris, 1997, p. 104.

rieure au sentiment même de compassion[98]. Grâce à cette distance, la compassion échappe au vertige de la contagion affective et se fait pouvoir, capacité d'agir. Ce pouvoir s'exerce de façon plus aisée et apparemment plus naturelle à l'égard des personnes qui nous sont chères; il demande un engagement plus délibéré lorsqu'il s'agit de personnes étrangères que nous nous rendons proches.

La compassion, dans son ressort le plus intime, pourrait bien être cette possibilité, cette disponibilité que nous avons de constituer un « autrui » souffrant et d'abord étranger en un « prochain » auquel nous avons souci d'apporter aide, fût-ce sous la forme d'une « simple présence attentive et silencieuse ».

Il suit de ces remarques que la compassion ne relève pas seulement du sentiment; elle doit même aller parfois à l'encontre de nos premières réactions affectives. On n'est pas naturellement compatissant, mais on accepte de se laisser aller à la compassion, habiter par elle, bref on se rend ou on *se fait* compatissant. Par ce laisser-faire, ce laisser-aller à..., la compassion relève aussi de notre volonté et de notre liberté.

Revenons à la fonction soignante : à moins que le soignant ne rêve, grâce au développement technologique, d'être remplacé par ce « robot anthropomorphe » que certains imaginent déjà pour assister les patients, « leur donner le bras pour les aider à se lever », accompagner les personnes âgées, et « adoucir » leurs derniers jours[99], la compassion se révèle bien être le ressort affectif et volontaire sans lequel la relation au malade serait vidée de son sens et de son efficacité.

« La compassion est (donc bien) incontournable dans la pratique soignante *véritable* » [c'est nous qui soulignons]; et il ne s'agit pas de se faire compatissant à l'occasion; c'est à tout moment qu'il y a, pourrait-on dire, obligation d'être présent au malade; n'étant pas seulement occasionnelle, la compassion a, ici, à se constituer en véritable « habitus » efficace, en disposition habituelle, c'est-à-dire en « vertu ». Le soignant aurait à exercer une « vertu de compassion » non seulement à l'égard des malades qui lui sont sympathiques, mais

98. *Cf.* sur ce point Marie de Hennezel et Jean-Yves Leloup, « Une distance intérieure vis-à-vis de nos affects, une distance entre moi et moi et non entre moi et l'autre », *L'art de mourir*, Paris, Laffont, 1997, p. 114.

99. ALBERGANTI M., « Des robots très humains au chevet des malades », *Le Monde*, 5 août 1997.

aussi à l'égard de ceux qui sont insupportables, agressifs, rebutants. Cela ne va pas de soi !

Cette « vertu de compassion », associée à la patience, l'écoute, la douceur, la disponibilité[100], fait inévitablement penser à la description que l'apôtre Paul donne de l'amour du prochain ou charité dans la première épître aux Corinthiens : « La charité est longanime et secourable, elle ne s'irrite pas, ne tient pas compte du mal, [...] elle excuse tout, espère tout, supporte tout »[101]. On a pu dire de la compassion qu'elle était « la figure vulnérable de la charité »[102].

Cette connotation religieuse peut poser problème dans un univers professionnel laïcisé. L'hôpital, en effet, n'est pas un ashram ou un couvent; les infirmières ne sont généralement plus des « bonnes sœurs »; elles n'ont pas à prendre le relais des anciennes religieuses hospitalières et, par ailleurs, le christianisme n'a pas le monopole de l'amour du prochain.

L'activité soignante relève aujourd'hui du *travail social*; elle est soumise à un cadre juridique et professionnel déterminé, fait de conventions et de contrats concernant l'embauche, les horaires, les rémunérations, etc. C'est à l'intérieur de ce cadre qu'a à s'exercer l'activité des infirmiers, des infirmières et de leurs collègues, et non dans le cadre d'une institution religieuse. Par ailleurs, le soignant a une vie personnelle en dehors de son travail; sa vie n'est pas « consacrée » à l'hôpital, il existe en dehors de sa profession, et cette dernière ne doit pas parasiter son existence.

Cela n'infirme pas la nécessité d'une *véritable* compassion. Mais que devient l'exercice de cette vertu dans le cadre et les conditions ainsi délimitées? La compassion s'en trouve-t-elle *dénaturée*?

C'est une fausse question. Ne suffit-il pas que le soignant soit pleinement présent à ce qu'il fait, tandis qu'il le fait, pour être pleinement compatissant? « Il y a un temps pour toutes choses » : un temps de présence auprès des malades — le temps de travail —, mais aussi un temps de repos, de détente, de loisir, ce temps indispensable pour assurer la qualité de présence aux malades.

La vraie question, les vraies questions, me paraissent d'un autre ordre. J'en évoquerai deux :

100. HESBEEN W., *Prendre soin à l'hôpital*, *op. cit.*, p. 99-100.
101. Saint-Paul, I, Cor., 13.
102. FEILLET B., *L'errance*, *op. cit.*, p. 104.

1. Si la compassion s'apparente à une vertu, si, au-delà et à partir d'une simple réceptivité à la souffrance d'autrui, la compassion a à devenir, dans les professions soignantes, un « habitus »; cela s'apprend et s'éduque. Thierry Colland insiste très opportunément sur ce point : « La compassion est de l'ordre de la vertu et la vertu éthique ne se développe que si l'on s'en sert et si on la favorise »[103]. Si donc la vertu est le fruit d'un apprentissage, où le médecin, la future infirmière, le futur aide-soignant apprennent à entendre et supporter autrui aux prises avec la maladie et la souffrance, à l'accueillir sans être paralysés ou submergés, à garder maîtrise de soi et lucidité dans des situations « pathétiques », à passer du simple apitoiement ou de la répulsion spontanée à une présence active centrée non plus sur eux-mêmes mais sur le malade, qui prennent-ils en soin? Bref, où et comment le soignant est-il formé à l'exercice de la compassion dans le cadre professionnel?

2. De même que Pascal parle d'« un bon usage de la maladie », il faudrait parler d'« un bon usage de la compassion », non qu'elle soit une maladie, mais que le soignant ne soit pas malade de sa propre compassion. La compassion est une épreuve — une épreuve quotidienne à l'hôpital —; quelle compassion le soignant trouve-t-il à cette épreuve? Au-delà des gratifications professionnelles ou morales qu'il peut à l'occasion recevoir des malades et des familles, quel « encouragement », quel soutien reçoit-il de l'institution? Qui prend soin de son équilibre psychique, qui écoute à son tour sa souffrance? Comment remédie-t-on à l'endurcissement et au découragement qui le guettent? Doit-il s'en débrouiller seul?

Cette dernière question s'élargit naturellement à l'ensemble des professions à caractère social où le « *prendre soin* d'autrui » est au cœur de la pratique : non seulement infirmiers ou médecins, mais aussi travailleurs sociaux, psychologues, éducateurs, thérapeutes… ; comment, dans ces professions qui ont souvent à faire face au mal-vivre et aux drames des personnes, trouver — sur le plan institutionnel autant que sur le plan individuel — un juste milieu entre la nécessaire et coûteuse implication de soi et la préservation de son propre équilibre? Comment, dans ces professions, « santé garder »?

J'imagine volontiers une réflexion collective et croisée où ces divers personnels confronteraient leur expérience; elle permettrait peut-être de mieux éclairer et d'enticher une problématique qui

103. COLLAND T., « La compassion », Krankenpflege, *Soins infirmiers*, 9/93, p. 23.

nous est apparue de façon plus particulière à propos de l'apprentissage et de l'exercice de la compassion en milieu hospitalier.

Accepté pour publication le 9 mars 1998

Mots clés : compassion • relation soignant-soigné • souffrance • soignant • soin.

Annexe II — ÉCHO DU 30e CYCLE DE PERFECTIONNEMENT EN SCIENCES HOSPITALIÈRES. ÉCHANGES SUR LA COMMUNICATION

1. Ce qu'une infirmière voudrait dire aux médecins et aux administratifs.

Quelques pistes de réflexion énoncées par une infirmière, à propos de ses relations professionnelles avec les médecins qu'elle côtoie quotidiennement et les administratifs qu'elle rencontre plus rarement !

(...)

Que pourrais-je souhaiter vous dire, messieurs, qui ne soient ni revendications professionnelles, ni idéalisme excessif, mais simplement mes souhaits d'infirmière soucieuse d'assurer aux patients, aux clients qui fréquentent l'hôpital, des soins de qualité dans un climat organisationnel épanouissant, compte tenu des diverses contraintes environnementales de plus en plus oppressantes (que je ne développerai d'ailleurs pas ici, mais que vous connaissez tous !).

À vous, mesdames, messieurs les « Administratifs », je souhaiterais vous demander de venir davantage vers nous, pour rencontrer sur le terrain les situations que vous semblez connaître par les rapports, les chiffres, les prévisions certes indispensables, mais qui nous paraissent parfois, et même souvent, bien éloignés de nos préoccupations de soignants. Votre fonction contribue, également, à maintenir et développer l'activité de nos institutions mais reste très méconnue et, même mal perçue par le corps infirmier et médical, car elle semble souvent restreindre nos diverses ambitions de soignants.

Mais peut-être pourrions-nous également aller vers vous, si nous connaissions certaines de vos intentions, de vos obligations, de vos préoccupations, afin d'échanger nos points de vue respectifs et d'avoir le sentiment d'être écoutés, de s'être concertés et d'avoir été compris » (à défaut de voir nos demandes toujours satisfaites !).

En effet, travailler sans comprendre engendre désintérêt, démotivation, sentiment de frustration, voire résistance de la part du personnel infirmier. La communication interne (descendante mais aussi ascendante !) entre Direction, Administration et ce personnel conduit plus aisément à la participation et à l'adhésion de tous aux décisions qui concernent leur vie professionnelle. Cette communication permet ainsi de développer un intérêt commun dans l'hôpital, de donner une vision globale de l'institution et aussi de favoriser l'épanouissement de chacun.

Rencontrons-nous et transmettez-nous vos décisions dans un langage qui soit accessible à la majorité du personnel soignant, peu habitué, il est vrai, au langage juridique et financier, mais capable de comprendre les exigences de l'environnement qu'il côtoie. Cette entrevue pourrait également vous permettre de recueillir les préoccupations des infirmières de terrain et d'adapter au mieux vos exigences et les leurs !

Certes des structures sont mises en place peu à peu pour favoriser cette communication, mais la pratique professionnelle révèle encore quelques lacunes, quelques pertes d'informations, qu'il nous appartient à tous de tenter de réduire.

À vous, mesdames, messieurs les médecins, je vous demanderai de nous voir, réellement, comme des partenaires de soins à part entière, avec, certes, nos activités dépendantes des vôtres (notamment par les prescriptions que vous ordonnez), mais aussi avec notre rôle interdépendant (de collaboration au diagnostic et au traitement médicaux, que ce soit par l'observation, la surveillance et la planification adéquate de diverses interventions infirmières, paramédicales et/ou médicales), et également, et de plus en plus, de nous percevoir avec nos compétences et responsabilités propres. Cette dernière et nouvelle conception du rôle infirmier vise la mise en évidence, chez les patients, de « problèmes de santé, qu'ils soient réels ou potentiels, que les infirmières, par leur formation et leur expérience sont tout à fait et légitimement capables de traiter », tel que l'explicite d'ailleurs Linda Carpenito.

Notre rôle est de rencontrer le patient-sujet (et non plus objet de soins), tout comme vous, mais notre préoccupation se tourne davantage vers le vécu du malade par rapport à son ou ses problèmes de santé, plutôt qu'essentiellement vers la maladie qui le caractérise.

Certes le rythme et la charge de travail que nous voyons croître chaque jour davantage au gré des exigences économiques et financières, nous conduisent souvent à agir rapidement, en passant d'une technique à l'autre, d'un patient à l'autre, et en délaissant les principes qui fondent nos activités professionnelles. Cette situation nous conduit souvent à subir les événements, à nous affronter parfois, mais nous devrions profiter de cette évolution des contraintes financières et administratives soucieuses, tout comme nous, de la survie de l'institution, et profiter également de nos préoccupations de qualité de soins toujours croissante, pour nous réunir régulièrement et réfléchir ensemble à un partage de nos rôles respectifs. Cette nouvelle relation de travail ne doit pas éveiller frustration chez les médecins, probablement persuadé de perdre son auxiliaire de soins habituel, mais doit être perçue par tous (y compris par les patients) comme une relation dans laquelle l'interdépendance réciproque devient plus importante et épanouissante pour chacun, et conduit ainsi à une qualité de rencontre avec les patients qui fera la différence.

Nous espérons également votre aide, mesdames, messieurs les médecins, dans la reconnaissance de notre profession que nous sommes en train d'affirmer pas à pas, déchirés que nous sommes encore entre l'habituelle soumission au techno-scientifique médical et le souhait de rester sensible à la singularité et la globalité du patient.

Notre reconnaissance professionnelle passe par cette cohabitation avec vous, cette complémentarité dans laquelle chacun consent à occuper la place choisie, à en porter les responsabilités et les limites, sans cesser de communiquer avec celui qui occupe l'autre place, dans une équipe « para-client » et non plus une équipe médicale et « para-médicale ».

Mais j'en conviens aisément, chaque infirmier n'est pas encore prêt à adhérer à ces concepts d'autonomie professionnelle, absorbé qu'il est depuis de nombreuses années par une activité médicale de plus en plus technicisée qui semble être, pour certain, source de valorisation professionnelle, ou préoccupé qu'il puisse être par la sécurité relativement confortable que lui procure son rôle dépendant du corps médical.

Il nous incombe dès à présent, à nous infirmiers, de définir clairement « quels infirmiers nous voulons être et quels soins infirmiers nous voulons donner? ». En effet, comme l'expliquait monsieur Dessambre, président de l'ACN, en septembre dernier, en plus du renforcement de la définition de notre rôle propre, enjeu de notre autonomie, nous avons à clarifier notre position par rapport au corps médical, dans la zone d'interdépendance et de dépendance. En effet, ces champs d'activités étant proches et même par moment superposables, l'identité de notre profession est mise en danger par les praticiens infirmiers eux-mêmes s'ils s'identifient plus par rapport aux actes techniques ou médicaux confiés que par rapport à la relation d'aide avec le patient à travers les soins infirmiers où là, ils doivent trouver leur autonomie ». Ce danger est d'autant plus grand que c'est justement ces soins-là que l'infirmier aura tendance à déléguer aux autres personnels soignants, perdant alors tout le contenu de son rôle propre. Cette notion d'identité professionnelle n'est pas encore une notion claire et développée chez les praticiens de l'Art Infirmier. Certes, un cadre légal de définition de la profession tel qu'il existe constitue une bonne base, mais il reste du chemin à parcourir pour parvenir à cette autonomie professionnelle ; et nous comptons également sur vous et sur l'évolution de votre perception des soins infirmiers, pour progresser ensemble.

Mais je reste persuadée que ces réflexions trouveront écho… Des journées de rencontre comme celle-ci en sont la preuve et certains cycles de formation continue peuvent nous y aider. Petit à petit, dans certaines institutions de soins ou d'enseignement des soins infirmiers, quelques responsables infirmiers commencent à inviter certains administratifs et médecins à venir exprimer et partager leurs points de vue. Il me paraît utile que les professionnels que nous sommes analysent leur propre fonctionnement lors de concertations collectives. Ces observations de nos vies professionnelles respectives peuvent être ainsi confrontées à nos objectifs prioritaires orientés vers le patient perçu comme sujet autonome quant au devenir de sa santé.

Cette prise de conscience par chacun d'entre nous semble être acquise depuis ces quelques dernières années, mais l'application pratique de tels concepts commence à peine à voir le jour… Une des prochaines séances, telle que celle-ci, nous permettra peut-être d'en évaluer l'évolution.

A. DERUELLE
Infirmière chef a.i.,
Cliniques Universitaires St-Luc
Bruxelles

2. Ce qu'un médecin voudrait dire aux infirmières et aux administratifs.

Pour amorcer ce dialogue, j'aimerais rappeler à tous que le patient est la pierre angulaire de notre action et la raison d'être de notre métier. De lui vient le sens de notre démarche. C'est par lui que nous nous rencontrons sur les lieux de notre travail.

Je prends comme postulat que la manière dont nous considérons le patient, la maladie et la souffrance, déterminera le mode de fonctionnement relationnel que nous adopterons entre nous. J'ai dans un premier temps envie de vous livrer ma conception toute personnelle, non exhaustive, de cette approche du patient, viendront ensuite les réflexions adressées à vous, mesdames les infirmières, messieurs les infirmiers et membres du cadre administratif.

Le malade est par trop souvent réduit à un ou plusieurs organes malades par les médecins qui le soignent. Les infirmières jouent tantôt les bras armés des médecins, prolongeant au lit du malade le discours technique, tantôt se retrouvent défenseurs du patient sujet. Elles rappellent aux médecins que derrière la maladie se trouve caché un sujet parlant qui leur confie tous les maux dont il n'ose pas s'entretenir avec le médecin.

L'administration, dans l'ombre, permet à ce système bien huilé de fonctionner. Elle est la messagère, l'ange noir, des recommandations légales et économiques toujours plus restrictives. Elle a le mérite, dans un tel décor, de créer l'unanimité contre elle et de lier pour un moment médecins et infirmières dans cette opposition.

L'hôpital serait-il le berceau de ces différentes logiques où se rencontrent et parfois s'affrontent les différents intervenants du monde hospitalier : une logique scientifique et technique où le discours froid et rationnel l'emporte sur le relationnel, une logique légaliste où le discours du « il faut faire » l'emporte sur la spontanéité, une logique économique où la rationalité financière l'emporte sur les priorités sociales et humaines.

Ne faudrait-il pas revoir notre conception de la médecine à l'hôpital, notre vision du malade et de sa maladie et envisager entre nous un lieu de paroles agissantes? Il serait temps que nos hôpitaux, après avoir connu l'explosion technologique, apprécie ses possibilités et ses limites, se penchent à nouveau sur l'homme et sa maladie.

Je suis étonné, travaillant dans un service de Cardiologie, par le nombre de patients admis pour un infarctus du myocarde, qui nous avouent avoir présenté, dans les semaines où les mois qui précèdent leur hospitalisation, une souffrance majeure de rupture sentimentale ou professionnelle dont nous aurons à tenir compte au cours du séjour. Certes, nous mettrons tout en œuvre pour donner à ce patient le maximum de chance de guérison et nous veillerons à ce que ce malade qui présente un infarctus bénéficie des soins optimaux.

Nos rôles respectifs sont ainsi accomplis, notre mission n'en reste pas moins inachevée. À la haute technicité doit s'ajouter la compétence relationnelle. Pendant le temps de l'action, rien ne nous empêche, fort chacun de nos spécificités, de privilégier la rencontre avec le patient sujet. Cette conception de la relation unique avec le patient est favorable à la guérison. La discussion en équipe sera centrée sur l'aspect médical des soins, elle sera aussi ouverte à l'étude de la personnalité et de la capacité du patient à mobiliser les énergies propices à son rétablissement. Nous recouvrons l'essence même de notre profession qui consiste à panser les plaies physiques tout en préservant l'identité et l'intégrité du patient, sujet parlant et agissant.

L'aliénation, qui a pour effet de dissocier l'organe et l'homme, est ainsi considérablement battue en brèche, avec pour conséquence heureuse, une meilleure perception de la situation de travail et une réaffirmation du sens de notre métier. Cet éclairage de la relation entraînera irrémédiablement une modification des comportements relationnels entre nous.

C'est dans ce cadre de travail que je souhaite vous rencontrer et travailler, mesdames et messieurs les infirmières et les infirmiers, mesdames et messieurs les membres du personnel administratif.

À vous, mesdames les infirmières et messieurs les infirmiers, sachez que pour réaliser ce souhait, vous êtes nos partenaires privilégiés. Nous avons besoin de vous plus que vous ne pouvez le penser. Je suis touché par le travail que vous effectuez, souvent gêné par la tâche qui vous est demandée et les difficultés que vous rencontrez à la pratiquer. Vous êtes toujours, en première ligne, à entendre les réclamations, peu souvent remerciés par les patients et pas toujours soutenus et entendus dans vos légitimes revendications.

C'est donc un désir réel que nous avons à vous rencontrer mais c'est aussi une nécessité. De la satisfaction par rapport à votre situation de travail dépendra, en grande partie, le contentement des patients. Sachez que ceux-ci jugent difficilement notre activité. Ils sont surtout sensibles et critiques de la vôtre. De vous principalement ils garderont un souvenir de leur hospitalisation et le qualifieront en bien ou en mal selon qu'ils ont été contents ou non.

Vous êtes donc incontournables, dites-le vous bien et profitez-en! Prenez les informations à la source, n'hésitez pas à vous organiser des plages horaires où vous accompagnerez les médecins au lit du malade. Réclamez auprès des médecins toute l'information nécessaire et donnez-leur toute l'information disponible. L'approche du malade, réalisée par le nursing intégré, est un premier pas décisif dans cette voie.

Devenez des partenaires, des associés. Il nous faut trouver des modalités pratiques d'action et renforcer notre collaboration.

À vous mesdames et messieurs du cadre administratif, je vous demande de toujours vous rappeler que nous sommes, infirmiers et médecins, continuellement confrontés à la souffrance, à la maladie. Je vous invite à réaliser les difficultés que nous rencontrons dans l'exercice quotidien de cet art. Comprenez les particularités de notre mission, le stress présent en permanence et l'ingratitude que parfois nous ressentons par rapport à la tâche que nous accomplissons. Aucune programmation n'est possible ni désirable et rend encore plus ardu le travail qui nous est demandé. Je vous invite à passer dans les unités de soins plusieurs jours, de préférence le week-end et la nuit, pour que vous réalisiez l'ambiance de nos services et les difficultés rencontrées.

Avant même de réclamer du personnel supplémentaire, aidez-nous à optimaliser nos ressources. Nous avons besoin d'espace et de lieux de rencontre où l'on peut se confier, gérer et digérer les tensions. Nous avons soif de communication, d'écoute et de lieux de paroles. Nous vous demandons de ne pas rester enfermés dans vos bureaux, forts des chiffres que vous recueillez, dépositaires des prescriptions légales que vous détenez.

Cette optique de la médecine hospitalière n'est pas une utopie, elle est une nécessité. Le niveau de compétence des différents hôpitaux ne permet plus de les différencier de façon catégorique. Ce qui les distingue les uns des autres sont les modalités de prise en charge du patient. De celles-ci dépend la manière dont nous rencontrons le malade (sujet ou objet de nos soins) et l'approche que nous en faisons en équipe.

Dr Th. MULLER
Service de cardiologie
Clinique Saint-Pierre
Ottignies

3. Ce qu'un administratif voudrait dire aux médecins et aux infirmières.

Témoignage

À chacun d'entre nous, il est arrivé, en secret, de condamner des pires maux les deux autres mondes qui nous entourent dans l'hôpital. Combien de fois, épris de franchise, n'avons-nous pas rêvé de dire ouvertement et publiquement notre agacement par rapport à une situation donnée, notre surprise vis-à-vis de telle attitude, notre étonnement face à l'incompréhension.

Et puis un jour, voilà que l'occasion se présente : je peux dire tout cela ouvertement et publiquement.

Pour préparer cet exposé, je me suis mis à éplucher mes souvenirs, passant en revue toutes ces situations qui, un jour, m'avaient crispé. Mais alors que se déroulait le film, je me rendis compte de l'impossibilité pour moi d'évoquer quelconque de ces faits. La raison en était simple : chaque fois, je me rendais compte que ces situations difficiles étaient dues bien plus à la personnalité d'un individu qu'à une caractéristique majeure du monde infirmier ou médical. La tâche s'avérait donc bien plus ardue que je ne me l'étais imaginé. Il fallait que je trouve un point commun, quelque chose que je puisse dire à toutes les infirmières et à tous les médecins, ou si pas à tous, en tout cas au plus grand nombre.

« Ce qu'un administratif voudrait dire aux infirmières »

Il y a plusieurs semaines, j'ai eu l'occasion de participer à un séminaire dans le cadre de la formation des infirmières cliniciennes à l'ISN. Ce séminaire aurait pu s'intituler « Un administratif face aux infirmières ». Le nombre de participants était très limité. Néanmoins, dans ce petit nombre, étaient représentés des hôpitaux de statut différent (privé ou public) et de taille différente (de 300 à 900 lits).

Et c'est au travers de l'expérience tirée de ce séminaire, au travers de certaines questions qui y ont été posées, et certaines réflexions émises, que j'ai élaboré ce que je souhaite dire aux infirmières.

En outre, partant du fait que je me base sur des réflexions issues d'un échantillon petit, mais varié, et également, conforté par d'autres contacts, je crois que personne ne doit se sentir visé directement par mes propos… mais que chacun peut se sentir concerné.

Première leçon tirée de cette rencontre : les infirmières ont un besoin de communication énorme et s'intéressent plus, quoi que l'on pense, à la gestion hospitalière. Il y eut, en effet, beaucoup de questions portant sur ce sujet. Mais plusieurs interrogations portèrent également sur les soins à domicile. Ce dernier point peut sembler étonnant de la part d'infirmières hospitalières et en même temps, il est pourtant un bon reflet d'une différence fondamentale entre elles et nous : les infirmières ont un contact direct avec les patients, ce qui n'est pas notre cas !

Alors que je tirais cette première leçon de ce séminaire, je me souvenais de ma participation aux séances d'accueil des infirmières dans mon hôpital. En effet, depuis peu, je participe à ces séances et j'ai l'occasion, pendant 45 minutes, de présenter le financement des hôpitaux à un public d'infirmières récemment engagées. Le bilan à dresser de ma participation s'est révélé plutôt médiocre. Le groupe n'a que très peu d'intérêt pour cette matière et très vite, l'attention se relâche. Dans un des deux groupes, aucune question ne m'y a été posée; dans l'autre, quelques interrogations ont surgi relatives au contentieux (on retrouve le lien avec le patient).

La deuxième leçon que j'ai pu tirer du séminaire : une grande demande de prise en considération. La fameuse demande de reconnaissance professionnelle que nous avons probablement tendance à étiqueter trop rapidement comme l'expression d'un corporatisme. Cette demande de reconnaissance ne couvre pas seulement le domaine purement professionnel (le côté technique) des soins mais représente également la volonté de souligner que l'infirmière est un interlocuteur essentiel de l'hôpital, interlocuteur trop peu écouté (ceci a été très clairement exprimé par un certain nombre de questions posées et de réflexions émises durant ce séminaire).

Au sortir du séminaire, deux conclusions se sont imposées à moi :

1. il est nécessaire d'intensifier la communication avec les infirmières,
2. il est bénéfique d'intégrer les infirmières à un processus de réflexion générale.

Poursuivant mes réflexions, aidé en cela par les réactions des personnes avec lesquelles j'avais évoqué ces deux conclusions, j'en suis arrivé à cette constatation : les infirmières demandent à être reconnues, se plaignent de ne pas être écoutées et pourtant, il existe dans les hôpitaux un département de soins infirmiers avec une direction et des cadres; il existe parfois un Conseil Infirmier, des infirmières siègent dans les comités d'hygiène, de qualité des soins, de standardisation, etc. et elles disent ne pas être entendues!

C'est là, qu'à mes yeux, apparaît la plus grande ambiguïté de ce monde infirmier : un monde composé d'individualités qui ne se reconnaissent pas dans leur propre structure ou qui ne l'acceptent pas!

J'ai donc envie de dire aux infirmières que nous, les administratifs, sommes prêts à communiquer plus intensément mais que ceci sera largement facilité par une plus grande transparence des rapports, par le rapprochement de leurs individualités et leurs structures ; que ce sont elles qui sont les mieux placées pour faire évoluer les choses en ce sens. Je ne doute pas d'ailleurs que leur communication avec le monde médical en soit, de ce fait, facilitée.

« Ce qu'un administratif voudrait dire aux médecins »

« C'est à cause de l'Administration », slogan maintes fois entendu dans les situations suivantes : plus assez de budget d'investissement, économies à réaliser, mécontentement des patients à l'égard des repas, problèmes de parking, pas assez de locaux et j'en passe.

En fait, que désirent les administratifs : de la reconnaissance ! D'une manière différente de celle des infirmières : personne ne nie ce qu'elles font mais peut-être ce qu'elles sont, à savoir des interlocuteurs importants. Pour nous, les administratifs, le problème inverse se pose. Personne n'ignore ce que nous sommes mais nous souhaitons, particulièrement aux yeux des médecins, être reconnus pour ce que nous faisons. L'hôpital en tant qu'organisation, en tant qu'entreprise, a besoin de nous.

Combien de fois n'avons nous pas entendu, ces dernières années, que les médecins doivent s'intéresser à la gestion, voire, doivent faire de la gestion. Si personne n'avait écouté ce souhait émis depuis des années, nous en serions encore à l'hôpital hypercloisonné où aucune communication n'existe. Heureusement, nous n'en sommes plus là. Mais à l'inverse, à l'autre extrême, il n'y aurait plus que les assistants qui feraient de la médecine dans les hôpitaux, tous les autres médecins s'occupant de gestion. Certes, il faut un médecin chef, il faut des médecins qui s'occupent de la qualité, de l'hygiène. Certes, les chefs de service ont le devoir de superviser leur service mais globalement, le temps accordé par les médecins à la gestion doit rester minoritaire parce que la gestion est un métier en soi, avec ses spécialités que sont la gestion du personnel, les achats, les finances... spécialités qu'on ne peut exercer correctement que parce que nous avons été formés à ces spécialités, au même titre que sont formés les dermatologues à la dermatologie, les urologues à l'urologie, etc.

Cette relation floue gestion/médecin crée deux types de situations qui peuvent être dommageables :

– le premier type rassemble toutes les situations où un médecin a souhaité faire de la gestion et où il n'a pas été jusqu'au bout du processus qu'il a enclenché.

En fait, je pense que globalement beaucoup de médecins veulent faire de la gestion, un moins grand nombre la pratique réellement et peu vont jusqu'au bout des contraintes que cela impose. Mais tout ceci est normal, ce n'est pas leur métier !

– le deuxième type de situation regroupe les situations où l'on a voulu gérer un problème soi-même, sans faire appel à la personne qui était compétente. Des semaines, des mois ou des années plus tard, il faut alors récupérer la situation.

Je ne rêve pas d'un hôpital plein de médecins gestionnaires, ni d'un hôpital avec des médecins fermés sur leur monde. Je souhaite en fait travailler avec des médecins sensibles à la gestion, tout comme j'imagine que les médecins souhaitent travailler avec des administratifs sensibles au discours médical. Je crois que c'est par cette sensibilisation et par la reconnaissance de la spécialité et des compétences de chacun, que la communication entre les administratifs et les médecins pourra continuer à progresser. On pourrait résumer ceci en une simple phrase : la consommation par l'écoute et le respect mutuel.

Ceci nous amènerait probablement à collaborer sur l'ensemble des problématiques qui nous intéressent, en dehors des seules situations de crise. Comment d'ailleurs pourrions-nous nous en passer ? Comment dans l'avenir pourrions-nous, par exemple, suivre et analyser les budgets des hôpitaux de plus en plus influencés par des données médicales (durée de séjour, lourdeur des pathologies,...) et des données de soins infirmiers (RIM,...) sans se donner les moyens de collaborer, et donc entre autres, de communiquer ?

Je voudrais terminer par une question et deux souhaits.

La question :

Poursuivons-nous le bon chemin en termes de structures ?

Est-ce que le législateur, en imposant un certain nombre de modèle (Département des Soins Infirmiers, Conseil Médical, peut-être Conseil Infirmier demain), nous a aidés à favoriser la communication entre nos différents mondes, ou a-t-il, au contraire, trop figé certaines situations, empêchant par là même une meilleure communication ?

Premier souhait :

Ce souhait pourrait s'intituler « Ce qu'un administratif voudrait dire aux administratifs ».

Je crois que si la communication avec le monde infirmier et le monde médical est parfois difficile, nous en supportons une part importante de responsabilités. En effet, nous avons trop tendance à distiller dans l'hôpital des informations brutes, mal présentées, mal expliquées.

Nous avons certainement le devoir d'améliorer nos supports d'informations qui sont bien souvent nos supports de communication.

Deuxième souhait :

Il est parfois étrange pour nous, voire désagréable, de nous rendre dans une unité de soins ou une zone médico-technique et de s'y sentir intrus. Nous représentons « l'autre », celui qui n'a rien à faire là.

Vous avez la difficulté, mais aussi la chance, d'être ensemble autour des patients. Nous, nous connaissons les patients par leur numéro de mutuelle, par les montants des factures, par le taux d'occupation, par les questionnaires de sorties, par le courrier… C'est vrai, tout cela semble bien indirect comme contact, mais c'est aussi pour eux que nous travaillons.

Pour le patient, nous ne devons pas représenter l'autre, mais vos collaborateurs dans l'hôpital.

Tout comme pour vous, infirmières et médecins, cet hôpital est le nôtre, et nous l'aimons.

A. SAELENS
Attaché à la Direction Financière
Cliniques Universitaires St-Luc
Bruxelles

Annexe III — CHARTE DU PATIENT HOSPITALISÉ (annexée à la circulaire ministérielle n° 95-22 du 6 mai 1995)

Le malade, le blessé, la femme enceinte, accueilli en établissement de santé ou suivi en hospitalisation à domicile, ainsi que la personne âgée hébergée, est une personne avec des droits et des devoirs. Elle ne saurait être considérée uniquement, ni même principalement du point de vue de sa pathologie, de son handicap ou de son âge.

Au-delà de la réglementation sanitaire qu'ils appliquent, les établissements de santé se doivent de veiller au respect des droits de l'homme et du citoyen reconnus universellement, ainsi que des principes généraux du droit français : non-discrimination, respect de la personne, de sa liberté individuelle, de sa vie privée, de son autonomie. Les établissements doivent, en outre, prendre toutes dispositions pour que les principes issus de la loi et relatifs au respect du corps humain soient appliqués. À ce titre, il leur faut assurer la primauté de la personne et interdire toute atteinte à la dignité de celle-ci. De même, ils doivent veiller à la bonne application des règles de déontologie médicale et paramédicale. Enfin, ils doivent s'assurer que les patients ont la possibilité de faire valoir leurs droits.

L'objectif de la présente charte est de faire connaître concrètement les droits essentiels des patients accueillis dans les établissements de santé, tels qu'ils sont affirmés par les lois, décrets et circulaires dont la liste est annexée à la circulaire ci-dessus mentionnée.

L'application de la charte du patient s'interprète au regard des obligations nécessaires au bon fonctionnement de l'institution et auxquelles sont soumis le personnel et les patients. Le patient doit pouvoir prendre connaissance du règlement intérieur qui précise celles-ci. Les dispositions qui le concernent et, en particulier, les obligations qui s'appliquent à l'établissement, aux personnels et aux patients, seront si possible intégrées dans le livret d'accueil.

Cette charte est remise à chaque patient ainsi qu'un questionnaire de sortie, annexés au livret d'accueil, dès son entrée dans l'établissement.

I — De l'accès au service public hospitalier

Les établissements de santé qui assurent le service public hospitalier accueillent toutes personnes, quels que soient leur origine, leur sexe, leur situation de famille, leur âge, leur état de santé, leur handicap, leurs opinions politiques, syndicales, philosophiques ou religieuses. Ils les accueillent de jour comme de nuit, éventuellement en urgence. À défaut, ils doivent tout mettre en œuvre pour assurer leur admission dans un autre établissement.

Les établissements doivent réaliser les aménagements nécessaires à l'accueil des personnes souffrant d'un handicap physique, mental ou sensoriel. Ils prennent les mesures de nature à tenir compte des difficultés de compréhension et de communication des patients et de leurs mandataires.

À l'égard des difficultés de nature linguistique, le recours à des interprètes ou à des associations spécialisées dans les actions d'accompagnement des populations immigrées sera recherché.

L'accès au service public hospitalier est garanti à tous, et, en particulier, aux personnes les plus démunies quand bien même elles ne pourraient justifier d'une prise en charge par l'assurance maladie ou l'aide médicale. En situation d'urgence, lorsque leur état le justifie, elles doivent être admises à l'hôpital. Lorsque l'hospitalisation n'est pas justifiée, il importe que celles-ci puissent être examinées et que des soins leur soient prescrits. L'hôpital est un lieu d'accueil privilégié où les personnes les plus démunies doivent pouvoir faire valoir leurs droits y compris sociaux. Dans ce but, le soin et l'accueil doivent s'accompagner d'une aide dans les démarches administratives et sociales, tels qu'ils sont définis par circulaires notamment circulaire DH/DAS n° 93-33 du 17 septembre 1993 et circulaire n° 95-08 du 21 mars 1995 relatives à l'accès aux soins des personnes les plus démunies.

L'assistante sociale ou, à défaut, la surveillante du service est à disposition des patients ou à celles de leur famille pour les aider à résoudre leurs difficultés personnelles, familiales, administratives ou matérielles liées à leur hospitalisation.

Dans l'esprit de la charte des associations de bénévoles à l'hôpital du 29 mai 1991, le directeur peut conclure des conventions avec des associations de patients précisant les conditions d'intervention de celles-ci dans l'établissement. Leur mission est d'apporter une aide et un soutien à toute personne qui le souhaite ou de répondre à des demandes spécifiques. La liste des associations concernées figure de préférence dans le livret d'accueil. À défaut, tout patient peut la demander.

II — Des soins

Les établissements de santé assurent les examens de diagnostic, la surveillance et le traitement des malades, des blessés et femmes enceintes en tenant compte des aspects psychologiques des patients. Ils leur dispensent les soins préventifs, curatifs ou palliatifs que requiert leur état et veillent à la continuité des soins à l'issue de leur admission ou de leur hébergement.

Au cours de ces traitements et de ces soins, la prise en compte de la dimension douloureuse, physique et psychologique des patients et le soulagement de la souffrance doivent être une préoccupation constante de tous les intervenants. Tout établissement doit se doter des moyens propres à prendre en charge la douleur des patients qu'ils accueillent et intégrer ces moyens dans son projet d'établissement, en application de la loi n° 95-116 du 4 février 1995. L'évolution des connaissances scientifiques et techniques permet d'apporter, dans la quasi-totalité des cas, une réponse aux douleurs, qu'elles soient chroniques ou non, qu'elles soient ressenties par des enfants, des adultes ou des personnes en fin de vie.

Lorsque des personnes sont parvenues au terme de leur existence, elles reçoivent des soins d'accompagnement qui répondent à leurs besoins spécifiques. Elles sont accompagnées, si elles le souhaitent, par leurs proches et les personnes de leur choix et, naturellement par le personnel. La circulaire DGS du 26 août 1986 constitue en se domaine une référence en matière d'organisation des soins et d'accompagnement.

III — De l'information du patient et de ses proches

Les établissements doivent veiller à ce que l'information médicale et sociale des patients soit assurée et que les moyens mis en œuvre soient adaptés aux éventuelles difficultés de communication ou de compréhension des patients, afin de garantir à tous l'égalité d'accès à l'information.

Le secret médical n'est pas opposable au patient.

Le médecin doit donner une information simple, accessible, intelligible et loyale à tous les patients. Il répond avec tact et de façon adaptée aux questions de ceux-ci.

Afin que le patient puisse participer pleinement, notamment aux choix thérapeutiques qui le concernent et à leur mise en œuvre quotidienne, les médecins et le personnel paramédical participent à l'information du malade, chacun dans son domaine de compétences.

Comme le suggère l'article 4 de la charte de l'enfant hospitalisé rédigée à Leiden (Pays-Bas) en 1988 lors de la première conférence européenne des associations « Enfants à l'hôpital », les mineurs sont informés des actes et examens nécessaires à leur état de santé, en fonction de leur âge et de leurs facultés de compréhension, dans la mesure du possible et indépendamment de l'indispensable information de leurs représentants légaux.

Les majeurs protégés bénéficient d'une information appropriée.

La famille et les proches doivent pouvoir disposer d'un temps suffisant pour avoir un dialogue avec les médecins responsables.

Pour des raisons légitimes et qui doivent demeurer exceptionnelles, un malade peut être laissé dans l'ignorance d'un pronostic ou d'un diagnostic grave. Un pronostic fatal doit être révélé avec circonspection, mais, à moins que le patient n'ait préalablement interdit, notamment au cours d'entretiens avec le médecin, cette révélation ou désigné les tiers auxquels elle doit être faite, les proches doivent généralement en être prévenus. De même, la volonté du patient de ne pas être informé sur son état de santé doit être respectée.

IV — Du principe général du consentement préalable

L'intangibilité de l'intégrité corporelle de chaque personne et l'indisponibilité du corps humain sont des principes fondamentaux auxquels il ne peut être dérogé que par nécessité thérapeutique pour la personne et avec son consentement préalable. C'est pourquoi, aucun acte médical ne peut être pratiqué sans le consentement du patient, hors le cas où son état rend nécessaire cet acte auquel il n'est pas à même de consentir.

Ce consentement doit être libre et renouvelé pour tout acte médical ultérieur. Il doit être éclairé, c'est-à-dire que le patient doit avoir été préalablement informé des actes qu'il va subir, des risques normalement prévisibles en l'état des connaissances scientifiques et des conséquences que ceux-ci pourraient entraîner.

Tout patient, informé par un praticien des risques encourus, peut refuser un acte de diagnostic ou un traitement, l'interrompre à tout moment à ses risques et périls. Il peut également estimer ne pas être suffisamment informé, souhaiter un délai de réflexion ou l'obtention d'un autre avis professionnel.

Le mineur ne pouvant prendre de décisions graves le concernant, il revient aux détenteurs de l'autorité parentale d'exprimer leur consentement. Toutefois, lorsque la santé ou l'intégrité corporelle d'un mineur risque d'être compromise par le refus du représentant légal ou l'impossibilité de recueillir le consentement de celui-ci, le médecin responsable peut saisir le procureur de la République, afin de provoquer les mesures d'assistance éducative permettant de donner les soins qui s'imposent. La charte de l'enfant hospitalisé suggère que si l'avis du mineur peut être recueilli, le médecin doit en tenir compte dans toute la mesure du possible.

Le médecin doit tenir compte de l'avis de l'incapable majeur. Toutefois, l'attention est appelée sur le fait que dans certains cas, précisés par le juge, il convient également de recueillir le consentement des représentants légaux. Le médecin responsable a la capacité de saisir le procureur de la République si la santé ou l'intégrité corporelle du majeur protégé risque d'être compromise par le refus du représentant légal ou l'impossibilité de recueillir le consentement de celui-ci.

V — Du consentement spécifique pour certains actes

En plus du principe général du consentement préalable, des dispositions particulières s'appliquent notamment pour les actes ci-après.

Préalablement à la réalisation d'une recherche biomédicale sur une personne, le consentement libre, éclairé et express doit être recueilli dans le strict respect de la loi n° 88-1138 du 20 décembre 1988 modifiée. Des dispositions particulières sont applicables respectivement aux femmes enceintes ou qui allaitent, aux personnes privées de liberté par une décision judiciaire ou administrative, aux mineurs, majeurs sous tutelle, personnes séjournant dans un établissement sanitaire ou social et malades en situation d'urgence.

Le traitement de données nominatives ayant pour fin la recherche a lieu dans les conditions prévues par la loi n° 94-548 du 1er juillet 1994.

Le consentement de la personne vivante sur laquelle peut être effectué un prélèvement d'organe en vue de don est formalisé devant le tribunal de grande instance ou recueilli, en cas d'urgence, par le procureur de la République, dans les conditions définies par la loi. Ce consentement est révocable à tout moment et sans condition de forme.

Aucun prélèvement d'organe, de tissus, de cellules, aucune collecte de produits du corps humain en vue de dons ne peut avoir lieu sur une personne vivante mineure ou sur une personne vivante majeure faisant l'objet d'une mesure de protection légale. Toutefois, un prélèvement de moelle osseuse peut être effectué sur un mineur au bénéfice de son frère ou de sa sœur avec les garanties et dans les conditions définies par la loi.

Le prélèvement d'organe, à des fins thérapeutiques, sur une personne décédée, ne peut être réalisé que si la personne n'a pas fait connaître de son vivant son refus d'un tel prélèvement, dans les conditions définies par la loi. Si le médecin n'a pas connaissance de la volonté du défunt, il doit s'efforcer de recueillir les témoignages de sa famille.

Si la personne décédée était un mineur ou un majeur faisant l'objet d'une mesure de protection légale, le prélèvement en vue d'un don ne peut avoir lieu qu'à la condition que chacun des titulaires de l'autorité parentale ou le représentant légal y consente expressément par écrit.

Aucun prélèvement à des fins scientifiques autres que celles ayant pour but de rechercher les causes du décès ne peut être effectué sans le consentement du défunt, exprimé directement ou par le témoignage de sa famille. Toutefois, lorsque le défunt est un mineur, ce consentement est exprimé par un des titulaires de l'autorité parentale.

La famille et les proches doivent être informés des prélèvements en vue de rechercher les causes du décès.

Le consentement préalable des personnes sur lesquelles sont effectuées des études de leurs caractéristiques génétiques est recueilli par écrit dans les conditions fixées par la loi n° 94-653 du 29 juillet 1994 relative au respect du corps humain.

Le dépistage notamment du virus de l'immunodéficience humaine (VIH) n'est obligatoire que dans certains cas (dons de sang, d'organes, de tissus, de cellules et notamment de sperme et de lait). Dans les autres cas, tout dépistage pour lequel un consentement préalable n'a pas été obtenu, est interdit. Aucun dépistage ne peut être fait à l'insu du patient. Un tel dépistage est passible d'un recours pour atteinte à la vie privée. Un dépistage volontaire peut être proposé au patient, dans le respect des règles rappelées par la circulaire DGS/DH du 28 octobre 1987, dont celle du libre consentement, après information personnalisée.

VI — De la liberté individuelle

Un patient hospitalisé peut, à tout moment, quitter l'établissement après avoir été informé des risques possibles pour son état, et après avoir signé une décharge. À défaut de cette décharge, un document interne est rédigé.

Le patient ne peut être retenu dans l'établissement en dehors du cas des personnes ayant nécessité, en raison de troubles mentaux, une hospitalisation à la demande d'un tiers ou d'office (loi n° 90-527 du 27 juin 1990 relative aux droits des personnes hospitalisées en raison de troubles mentaux) et sous réserve des dispositions applicables aux mineurs, et sous certaines conditions aux majeurs faisant l'objet d'une mesure de protection légale.

Toute personne hospitalisée avec son consentement pour des troubles mentaux dispose des mêmes droits liés à l'exercice des libertés individuelles que ceux reconnus aux autres patients. La loi du 27 juin 1990 prévoit des restrictions à l'exercice des libertés individuelles des personnes hospitalisées sans consentement pour troubles mentaux, limitées à celles nécessitées par leur état de santé et la mise en œuvre de leur traitement. Ces personnes doivent être informées dès leur admission et, par la suite, à leur demande, de leur situation juridique et de leurs droits.

Les personnes gardées à vue et les détenus hospitalisés dont la prise en charge est assurée par le service public hospitalier en application de l'article 2 de la loi no 94-43 du 18 janvier 1994 disposent des mêmes droits que les autres patients hospitalisés, dans les limites prévues par la législation concernant, en particulier, les communications avec l'extérieur et la possibilité de se déplacer à l'intérieur de l'établissement. Lorsqu'un détenu ou une personne gardée à vue demande à quitter l'établissement de soins, les mesures sont prises pour qu'il soit remis à la disposition des autorités qui en ont la charge.

VII — Du respect de la personne et de son intimité

Le respect de l'intimité du patient doit être préservé lors des soins, des toilettes, des consultations et des visites médicales, des traitements pré et postopératoires, des radiographies, des brancardages et à tout moment de son séjour hospitalier. La personne hospitalisée est traitée avec égards et ne doit pas souffrir de propos et d'attitudes équivoques de la part du personnel.

Les patients hospitalisés dans un établissement assurant également des missions d'enseignement donnent leur consentement préalable s'ils sont amenés à faire l'objet de ces missions notamment lors de la présentation de cas aux étudiants en médecine. Il ne peut être passé outre à un refus du patient. Les mêmes prescriptions doivent être respectées en ce qui concerne les actions de formation initiale et continue des personnels médicaux et paramédicaux ayant lieu auprès des patients.

L'établissement de santé doit respecter les croyances et convictions des personnes accueillies. Un patient doit pouvoir, dans la mesure du possible, suivre les préceptes de sa religion (recueillement, présence d'un ministre du culte de sa religion, nourriture, liberté d'action et d'expression...). Ces droits s'exercent dans le respect de la liberté des autres. Tout prosélytisme est interdit, qu'il soit le fait d'une personne accueillie dans l'établissement, d'une personne bénévole, d'un visiteur ou d'un membre du personnel.

Les établissements prennent les mesures qui assurent la tranquillité des patients et réduisent au mieux les nuisances liées notamment au bruit et à la lumière, en particulier aux heures de repos et de sommeil des patients.

Ils organisent le fonctionnement des consultations externes et l'accomplissement des formalités administrative liées à l'hospitalisation, de manière à ce que les déplacements et les délais d'attente soient réduits le plus possible.

VIII — Du droit à la vie privée et à la confidentialité

Tout patient hospitalisé a le droit au respect de sa vie privée comme le prévoit l'article 9 du code civil et la convention européenne des droits de l'homme.

Le personnel hospitalier est tenu au secret professionnel défini par les articles 226.13 du code pénal et à la discrétion professionnelle définie par l'article 26 de la loi n° 83-634 du 13 juillet 1983 modifiée, relative aux droits et obligations des fonctionnaires.

Une personne hospitalisée peut demander que sa présence ne soit pas divulguée. L'établissement public de santé garantit la confidentialité des informations qu'il détient sur les personnes hospitalisées (informations médicales, d'état civil, administratives, financières). Aucune personne non habilitée par le malade lui-même ne peut y avoir accès, sauf procédures judiciaires exécutées dans les formes prescrites. Toutefois, ces procédures judiciaires se sont pas de nature à entraîner la levée des anonymats garantis par la loi (cas des toxicomanes en application de l'article L 355-21 du code de la santé publique et sauvegarde du secret de la grossesse ou de la naissance en application de l'article 341-1 du code civil et de l'article 47 du code de la famille et de l'aide sociale).

La personne hospitalisée peut, dans la limite du respect des autres patients et de l'espace de sa chambre, apporter des effets personnels. Le régime de responsabilité, en cas de perte, vol ou détérioration de ces objets ainsi que des objets autorisés à être déposés, est défini par la loi n° 92-614 du 6 juillet 1992 et ses textes d'application.

IX — De l'accès aux informations contenues dans les dossiers administratifs et médicaux

Des dispositions sont prises dans chaque établissement pour que soient appliqués les principes et les modalités de la loi du 31 juillet 1991 et le décret d'application du 30 mars 1992 relatifs à la communication des informations médicales contenues dans le dossier médical par l'intermédiaire d'un praticien, aux personnes qui en font la demande. Ce praticien communique, dans le cadre d'un dialogue, les informations médicales au patient ou à son représentant légal dans le respect des règles de déontologie, et aux ayants droit dans le respect des règles du secret médical. Le médecin qui a orienté un patient vers un établissement de santé a accès au dossier médical de ce patient, avec l'accord de celui-ci. Il est tenu informé de l'état de santé de son patient par un praticien hospitalier, dans les meilleurs délais.

Dans les établissements de santé, les conditions de communication entre médecins, établissements de santé et patients, du dossier de suivi médical et du carnet médical s'appliquent selon la loi du 18 janvier 1994 et le décret n° 95-234 du 1er mars 1995.

Toute personne accueillie a accès, sur sa demande, aux informations la concernant et contenues dans les fichiers informatiques de l'établissement, en application de la loi n° 78-17 du 6 janvier 1978.

L'usager a un droit d'accès aux documents administratifs, dans les conditions prévues par la loi du 17 juillet 1978 modifiée. Il en fait la demande auprès du directeur de l'hôpital. En cas de refus exprès ou tacite de celui-ci, il peut solliciter l'avis de la CADA (commission d'accès aux documents administratifs, 64 rue de Varenne, 75700 Paris).

X — Des voies de recours

Indépendamment de la possibilité de répondre au questionnaire de sortie remis avec le livret d'accueil à chaque patient, une personne hospitalisée peut faire part directement au directeur de l'établissement de santé de ses observations. Chaque établissement est invité à organiser un suivi de la qualité des soins et de l'accueil à partir notamment de l'examen et du traitement des questionnaires, des réclamations exprimées auprès du directeur ou de son représentant et des plaintes ultérieures.

Si la personne hospitalisée ou ses ayants droit estiment avoir subi un préjudice, lors du séjour dans l'établissement de celle-ci, ils peuvent saisir le directeur de l'hôpital d'une réclamation préalable en vue d'obtenir réparation.

Si celle-ci n'aboutit pas comme il le souhaite, soit que la demande soit rejetée, soit que l'hôpital garde le silence pendant plus de 4 mois, l'auteur de la réclamation dispose de droits de recours contentieux. Le directeur s'efforce de mettre en place une fonction de médiation entre l'établissement et les patients afin d'instruire dans les meilleurs délais les demandes de réparation pour préjudice et de donner à leurs auteurs les explications nécessaires.

XI — Résumé de la charte du patient hospitalisé destiné à faire l'objet d'un affichage

Charte du patient hospitalisé annexée à la circulaire ministérielle n° 95-22 du 6 mai 1995 relative aux droits des patients hospitalisés

PRINCIPES GÉNÉRAUX

1. Le service public hospitalier est accessible à tous et en particulier aux personnes les plus démunies. Il est adapté aux personnes handicapées.

2. Les établissements de santé garantissent la qualité des traitements, des soins et de l'accueil. Ils sont attentifs au soulagement de la douleur.

3. L'information donnée au patient doit être accessible et loyale. Le patient participe aux choix thérapeutiques qui le concernent.

4. Un acte médical ne peut être pratiqué qu'avec le consentement libre et éclairé du patient.

5. Un consentement spécifique est prévu notamment pour les patients participant à une recherche biomédicale, pour le don et l'utilisation des éléments et produits du corps humain et pour les actes de dépistage.

6. Le patient hospitalisé peut, à tout moment, quitter l'établissement sauf exceptions prévues par la loi, après avoir été informé des risques éventuels qu'il encourt.

7. La personne hospitalisée est traitée avec égards. Ses croyances sont respectées. Son intimité doit être préservée ainsi que sa tranquillité.

8. Le respect de la vie privée est garanti à tout patient hospitalisé ainsi que la confidentialité des informations personnelles, médicales et sociales qui le concernent.

9. Le patient a accès aux informations contenues dans son dossier notamment d'ordre médical par l'intermédiaire d'un praticien qu'il choisit librement.

10. Le patient hospitalisé exprime ses observations sur les soins et l'accueil et dispose du droit de demander réparation des préjudices qu'il estimerait avoir subis.

Bibliographie

Ouvrages

Abtroum S. (dialogues présentés par), *Vous avez dit santé? — Réflexions philosophiques*, Maisonneuve & Larose, Paris, 1996.

Arbuz G., Debrosse D., *Réussir le changement à l'hôpital*, InterEditions, Paris, 1996.

Attali J., *L'ordre cannibale*, Grasset, Paris, 1979.

Balle M., Champion-Daviller M.-N., *Organiser les services de soins : le management par la qualité*, Masson, Paris, 2000.

Bénévise N., *Journal d'une infirmière*, Plon, Paris, 1993.

Breuil Th., Ribaut M., Sonnet J., *Vade-Mecum de l'évaluation de la qualité*, Lamarre, Paris, 1994.

Broussillon A., *Surveillantes à cœur ouvert, à cris perdus*, Seli Arslan, Paris, 1996.

Canguilhem G., *Le normal et le pathologique*, PUF, Paris, 1968.

Collière M.-F., *Soigner… le premier art de la vie*, InterEditions, Paris, 1996.

Crosby Ph., *La qualité c'est gratuit — l'art et la manière d'obtenir la qualité*, Economica, Paris, 1986.

Crozier M., *La crise de l'intelligence — essai sur l'impuissance des élites à se réformer*, InterEditions, Paris, 1995.

Crozier M., Sérieyx H., *Du management panique à l'entreprise du XXI*e *siècle*, Maxima, Paris, 1994.

Dominice P., Favario C., Lataillade L., *La pratique des infirmières spécialistes cliniques — Identifier des savoirs spécifiques*, Seli Arslan, Paris, 2000.

Druet P.-Ph., *La raison de la passion — de la liberté et de l'éphémère*, Quorum, Louvain-la-Neuve, 1997.

Ducalet Ph., Laforcade M., *Penser la qualité dans les institutions sanitaires et sociales*, Seli Arslan, Paris, 2000.

Etchegoyen A., *Des libertés sous influence*, Seuil, Paris, 1997.

Finger M., Ruchat B. (sous la direction de), *Pour une nouvelle approche du management public — Réflexions autour de Michel Crozier*, Seli Arslan, Paris, 1997.

Gonnet F., *L'hôpital en question(s)*, Lamarre, Paris, 1992.

Grenier R., Drapeau J., Désautels J., *Normes et critères de qualité des soins infirmiers*, Maloine, Paris, 1989.

Hart J., Mucchielli A., *Soigner l'hôpital*, Lamarre, Paris, 1994.

Heidegger M., « La question de la technique », in *Essais et conférences*, (traducteur André Préau), Gallimard, Paris, 1958.

Hees M., *Le management : science, art, magie ? — Pour un retour à la parole des managés*, Seli Arslan, Paris, 2000.

Hesbeen W. (sous la direction de), *Prendre soin dans le monde — Contribuer à un univers plus soignant*, Seli Arslan, Paris, 2000.

Hesbeen W., *La réadaptation — Aider à créer de nouveaux chemins*, Seli Arslan, Paris, 2001.

Honoré B., *Être et santé — approche ontologique du soin*, L'Harmattan, Paris, 1999.

Honoré B., *Soigner — Persévérer ensemble dans l'existence*, Seli Arslan, Paris, 2001.

Honoré B., *La santé en projet*, InterEditions, Paris, 1996.

Honoré B., *L'hôpital et son projet d'entreprise*, Privat, Toulouse, 1992.

Honoré B., Samson G. (sous la direction de), *La démarche de projet dans les établissements de santé*, Privat, Toulouse, 1994.

Hubinon M., *Management des unités de soins — De l'analyse stratégique à l'évaluation de la qualité*, De Boeck, Bruxelles, 1998.

Jacquard A., *Petite philosophie à l'usage des non-philosophes*, Calmann-Lévy, Paris, 1997.

Jacquerye A., *La qualité des soins infirmiers — implantation, évaluation, accréditation*, Maloine, Paris, 1999.

Jacquerye A., *Guide de l'évaluation de la qualité des soins infirmiers*, Le Centurion, Paris, 1983.

Kovess V. (sous la direction de), *Évaluation de la qualité en psychiatrie*, Economica, Paris, 1994.

Lathrop J.-P., *Restructuring Health Care : The Patient focused Paradigm*, Jossey – Bass Publishers, San Francisco, 1993.

Le Boterf G., *De la compétence à la navigation professionnelle*, Les Éditions d'Organisation, Paris, 1997.

Lebrun J.-P., *De la maladie médicale*, De Boeck, Bruxelles, 1993.

Le Saget M., *Le manager intuitif — Une nouvelle force*, Dunod, Paris, 1992.

Le Saget M. & Pessin, *Efficace, mais humain quand même*, éditions Liaisons, Paris, 1993.

Leteurtre H., Patrelle I., *La qualité hospitalière*, Berger-Levrault, Paris, 1996.

Leroy C., Lhotellier A., *La relation de conseil — le conseil sans conseils*, Privat, Toulouse, 1973.

Lhotellier A., *Tenir conseil — Délibérer pour agir*, Seli Arslan, Paris, 2001.

Malherbe J.-F., *Autonomie et prévention — Alcool, tabac, sida dans une société médicalisée*, Artel-Fidès, Montréal, 1994.

Malherbe J.-F., *La conscience en liberté — Apprentissage de l'éthique et création de consensus*, Fidès, Montréal, 1997.

Merton Th., *Réflexions d'un spectateur coupable*, Albin Michel, Paris, 1970.

Moisdon J.-Cl., Tonneau D., *La démarche gestionnaire à l'hôpital*, Seli Arslan, Paris, 1999.

Montésinos A., *Surveillante — une fonction à reconsidérer*, Arnette, Paris, 1993.

Newcomb *et al.*, *Manuel de psychologie sociale*, PUF, Paris, 1970.

Ricoeur P., *L'idéologie et l'utopie*, Seuil, Paris, 1997.

Ricoeur P., *Autrement — Lecture d'autrement qu'être ou au-delà de l'essence d'Emmanuel Levinas*, PUF, Paris, 1997.

Rolland G., Sérieyx H., *Colère à deux voix — quand les organisations laminent les talents*, InterEditions, Paris, 1995.

Rousseaux P., *Économie politique générale*, Duculot et Cabay, Louvain-la-Neuve, 1980.

Timar S., *Imbroglio dans les équipes hospitalières*, TSA, Paris, 1993.

Vercauteren R., Chapeleau J., *Évaluer la qualité de la vie en maison de retraite*, Erès, Toulouse, 1995.

Watson J., *Le caring — Philosophie et science des soins infirmiers*, (traduction française sous la direction de Josiane Bonnet), Seli Arslan, Paris, 1998.

Articles et documents

Association des Hôpitaux du Québec (AHQ), *Regards sur les tendances en matière d'organisation des établissements de santé*, document rédigé par Huguette Blouin, collection « La reconfiguration du réseau », n° 7, Montréal, 2e trimestre 1996.

Association des Hôpitaux du Québec (AHQ), *Le tableau de bord des établissements de santé*, (Présentation sommaire, Documentation technique, Description des indicateurs de gestion), Montréal, 1994.

Association des Hôpitaux du Québec (AHQ), *La gestion contemporaine des soins infirmiers à l'heure des DRG*, sous la direction de Gyslaine Desrosiers, Montréal, 1993.

Association des Hôpitaux du Québec (AHQ), *Le traitement des plaintes des usagers*, Montréal, juillet 1992.

Bailleul B., Gandre V., « Mesure et suivi de la qualité : la méthode Six-Sigma. Vers le zéro défaut? », in *Gestions hospitalières*, n° 410, novembre 2001, pp. 755-765.

Bertault F., « L'entrée en démarche qualité des établissements de petite et moyenne taille », in *Gestions hospitalières*, n° 410, novembre 2001, pp. 737-738.

Bertezene S., « Démarche d'amélioration de la qualité : état des lieux », in *Gestions hospitalières*, n° 410, novembre 2001, pp. 710-721.

Berthou A. (sous la direction de), *Outils de mesure de la charge en soins infirmiers dans les établissements pour personnes âgées et les hôpitaux de soins aigus*, Institut suisse de la santé publique, Aarau, 1995.

Brook R.H. *et al.*, « Quality assurance in the 20th century : will it lead to improved health in the 21st », in *Egdahl, R.H. & Gertman*, P.M., Quality assurance in health care, Germantown, M.D., Aspen systems corporation, 1976.

Brun J., « Un outil d'amélioration de la qualité et de valorisation des compétences », in *Soins, Formation, Pédagogie, Encadrement*, n° 25, 1er trimestre 1998, pp. 10-17.

Burnand B., Paccaud F., *Maîtrise de la qualité dans les hôpitaux universitaires : satisfaction des patients*, Institut universitaire de médecine sociale et préventive, coll. « Raisons de santé 1 », Lausanne, 1997.

Cayzac D., « Accréditation : mode d'emploi », *Communication aux 50e journées du GERNHU*, Lorient, 9-10 mai 1997.

Chiapello E., Delmond M.-H., « Les tableaux de bord de gestion, outils d'introduction du changement », in *Revue Française de Gestion*, janvier-février 1994, pp. 49-58.

Clément J.-M., « L'avenir de l'hôpital », in *Les Cahiers Hospitaliers*, n° 106, octobre 1995, pp. 8-12.

Colland Th., « La compassion », in *Soins infirmiers/Krankenpflege*, n° 9, 1993, pp. 20-23.

Cormier F., « Qualité : ombres et lumières », in *Soins*, n° 622, janvier 1998, pp. 35-38.

Crozier M., Lasserre A., Pavy G., *Pour une stratégie de changement à l'hôpital — reconstruire l'hôpital autour du malade*, document réalisé pour le ministère des Affaires sociales, de la Santé et de la Ville, SMG, Paris, 1995.

De Kervasdoué J., « Pour une économie de bonne santé », in *Autrement*, L'hôpital à vif, n° 109, septembre 1989, pp. 71-74.

Delplanque R., « Améliorer la qualité en établissement d'hébergement pour personnes âgées dépendantes », in *Les Cahiers de l'ANIG*, n° 3, juin 2001, p. 20.

Devers G., « Prendre soin du droit pour défendre le risque », in *Perspective soignante*, n° 7, avril 2000, pp. 42-51.

D'Hoore W., « Les enjeux de l'évaluation de la qualité des soins », in *Perspective soignante*, n° 6, décembre 1999, pp. 7-28.

D'Hoore W., Stordeur S., Vandenberghe C., « Une enquête sur le stress occupationnel », in *Perspective soignante*, n° 2, septembre 1998, pp. 9-29.

Donabedian A., « Evaluating the quality of medical care », in *Milbank Memorial Fund quartely*, 44, 1966, pp. 166-206.

Duprat Ph., « Le "Benchmarking", méthodologie de comparaison et d'amélioration des performances : nouvelle mode managériale ou outil transférable pour le secteur de la santé ? », in *Gestions hospitalières*, n° 356, mai 1996, pp. 370-376.

Durant G., « Une nouvelle logique managériale à l'hôpital », in Actes du Congrès international *Le soin infirmier dans le système de santé — Quel avenir pour quel soin infirmier ?* ENSP/UCL, Saint-Malo (France), 10-12 mai 1995.

Écho du 30e cycle de perfectionnement en sciences hospitalières de l'Université catholique de Louvain (UCL), « Échanges sur la communication », témoignages de A. Deruelle, Th. Muller et G. Saelens, in *Info Nursing*, Bruxelles, n° 53, octobre 1995, pp. 2-7.

El Khazen M.-Th., « Les fondements d'un projet d'entreprise et d'une démarche qualité des structures de santé », in *Gestions hospitalières*, n° 410, novembre 2001, pp. 730-731.

Escolan M.-C., « Analyse critique des résultats d'une étude sur la gestion de la qualité », in *Gestions hospitalières*, n° 410, novembre 2001, pp. 766-769.

Faugier-Seuret Ch., « Encadrer les cadres soignants », in *Objectif soins*, décembre 1994, pp. 47-49.

Fédération nationale des centres de lutte contre le cancer (FNCLCC), *Contribution à une démarche d'accréditation pour la cancérologie*, Paris, 1996.

Fontaine M., « Philosophie et pratique soignante », in *Perspective soignante*, n° 2, septembre 1998.

Gassée J.-P., Dehon M., Meiresonne A., « Les plaintes des patients constituent-elles un indicateur utile pour l'amélioration de la qualité des soins à l'hôpital ? », in *Gestions hospitalières*, n° 356, mai 1996, pp. 389-392.

Giacometti L., *Les chemins de la qualité – comment aborder la qualité des soins infirmiers à partir de la nature du soin ?* Mémoire de fin de formation d'Infirmière Générale, École nationale de la santé publique (ENSP), Rennes, 1992.

Gilson P., « La responsabilité, le risque et le soin », in *Perspective soignante*, n° 4, avril 1999, pp. 57-65.

Glardon P.-H., *Recherche de la qualité au Centre hospitalier de Saint-Nazaire*, Mémoire de fin de formation d'Élève Directeur d'hôpital, École nationale de la santé publique (ENSP), Rennes, 1995.

Gobert M., d'Hoore W., « Le développement de l'interface hôpital-domicile », in *Perspective soignante*, n° 1, avril 1998, pp. 68-87.

Gueibe R., « L'équipe de soins entre complicité et rivalité », in *Perspective soignante*, n° 9, décembre 2000, pp. 29-43.

Gueibe R., « Quelle formation pour quelle pratique de la médecine? Impact pour l'ensemble des professions de santé », in Actes du Congrès international *Le soin infirmier dans le système de santé — Quel avenir pour quel soin infirmier?* ENSP/UCL, Saint-Malo (France), 10-12 mai 1995.

Hay Management Consultants, « The Nursing Crisis — Short-term strategies. Long-term solutions », Hay Management Consultants, Atlanta, 1989.

Hees M., « Changements et résistances », in *Perspective soignante*, n° 7, avril 2000, pp. 52-62.

Hervy B., « Et si Molière avait raison?... Démarche qualité, accréditation et animation », in *Soins Gérontologie*, n° 33, janvier-février 2002, pp. 30-35.

Hesbeen W., « La qualité de la pratique soignante : quel espace pour le risque? », in *Perspective soignante*, n° 8, septembre 2000, pp. 54-63.

Hesbeen W., « Pénurie infirmière et responsabilité sociale », in *Perspective soignante*, n° 12, décembre 2001, pp. 6-16.

Hesbeen W., « La pratique soignante : une rencontre et un accompagnement », in *Perspective soignante*, n° 1, avril 1998, pp. 25-44.

Honoré B., « Sur le chemin d'une pensée de la santé », in *Perspective soignante*, n° 1, avril 1998, pp. 9-24.

Jacquerye A., *Effets d'un programme d'amélioration continue de la qualité dans la prise en charge des patients à risque ou atteints d'escarres*, Thèse présentée pour l'obtention du grade de Docteur en santé publique, Université libre de Bruxelles, École de santé publique, avril 1996.

Labram C., « Quels indicateurs de qualité pour les établissements hospitaliers? », in *Gestions hospitalières*, n° 356, mai 1996, pp. 363-369.

Lanriec Th., « Regard critique sur la profession d'infirmière et la formation des cadres de santé », *conférence à l'ENSP*, filière des Infirmiers Généraux, Rennes, 1997.

Lathrop J.-P., « The Patient focused Hospital », in *Healthcare Forum Journal*, july/august 1991, pp. 17-20.

Lazure H., « *Prendre soin* de soi pour *prendre soin* des autres », in *Soins, Formation, Pédagogie, Encadrement*, n° 17, 1er trimestre 1996, pp. 44-50.

Le Boterf G., Meignant A., « Le problème actuel est moins celui de la qualité de la formation que celui de la qualité du processus de production des compétences individuelles et collectives », in *Éducation permanente*, n° 126, 1996, pp. 71-84.

Le Breton D., « Le risque dans l'existence », in *Perspective soignante*, n° 7, avril 2000, pp. 11-24.

Lefort M.-Cl., Deletoille V., « Les indicateurs qualités au service d'une culture de l'amélioration continue des soins infirmiers », in *Revue de l'ARSI*, n° 65, juin 2001, pp. 5-13.

Lemaître P., « À propos des recherches d'Henry Mintzberg sur le travail du manager », in *Revue Française de Gestion*, janvier-février 1994, pp. 67-74.

Lepesqueux M., « Une visite des « visites » sur le site de l'ANAES », in *Les cahiers de l'ANIG*, n° 3, juin 2001, pp. 5-9.

Le Sommer-Pere M., Lery N., Lery L., « L'éthique au quotidien du soin, un défi simplement humain », in *Perspective soignante*, n° 11, septembre 2001, pp. 28-37.

Leteurtre H., « Accréditation : premiers résultats et premiers enseignements », in *Revue Hospitalière de France*, 2001, 01-02, pp. 6-15.

Lévesque-Barbès H., *Perspectives de l'exercice de la profession d'infirmière*, document de l'Ordre des infirmières et infirmiers du Québec, Montréal, 1996.

Lhez P., « De la certification à l'accréditation », in *Soins, Formation, Pédagogie, Encadrement*, n° 25, 1er trimestre 1998, pp. 5-9.

Lombrail P., « Les enjeux de la qualité dans la réforme hospitalière », in *Gestions hospitalières*, n° 356, mai 1996, pp. 355-361.

Maggi M., *La qualité dans le soin — essai de définition, travail de validation des enseignements relatifs au pôle soin*, École Nationale de la Santé Publique (ENSP), Rennes, mai 1996.

Maisons-Honoré L., « Existe-t-il un lien entre soin et management ? », in *Perspective soignante*, n° 2, septembre 1998.

Malherbe J.-F., « L'interdit de penser et son antidote éthique », in *Perspective soignante*, n° 11, septembre 2001, pp. 23-27.

Maroudi D., « Accréditation : pour une éthique du comportement et une réflexion sur les valeurs », in *Gestions hospitalières*, n° 410, novembre 2001, pp. 728-730.

Mercier C., Valois M. (chargées de projet), *Pistes de réflexion sur la contribution des infirmières à l'efficacité des soins des clientèles en centre hospitalier de soins généraux et spécialisés*, document de l'Ordre des infirmières et infirmiers du Québec, Montréal, 1994.

Mintzberg H., « Nous vivons dans le culte du management », in *Sciences Humaines*, hors série, n° 20, mars-avril 1998, pp. 16-18.

Monin D., « Médecine, compliance et formation », in *Perspective soignante*, n° 11, septembre 2001, pp. 7-22.

Moreau J., « L'accréditation dans le domaine de la santé publique — acte juridique ou acte prospectif ? », in *Gestions hospitalières*, n° 374, mars 1998, pp. 181-183.

Mousli M., « Le management selon Mary Parker Follett — soixante-dix ans d'avance (à ce jour...) », in *Futuribles*, n° 209, mai 1996, pp. 69-74.

Nadon M., Thibault C. (sous la direction de), *Suivi systématique de clientèles — expériences d'infirmières et recension des écrits*, document de l'Ordre des infirmières et infirmiers du Québec, Montréal, 1993.

Naiditch M., « Apports potentiels des réseaux dans l'évolution des systèmes de soins », in *Perspective soignante*, n° 9, décembre 2000, pp. 6-28.

Neuville J.-Ph., « La qualité en question », in *Revue française de gestion*, mars-avril-mai 1996, pp. 37-47.

Ngoran K. *et al.*, « L'accréditation en pneumologie : étude de faisabilité en milieu africain », in *Gestions hospitalières*, n° 410, novembre 2001, pp. 748-754.

Paccaud U., « La santé des soignants : quelle prise de risque pour le management ? », in *Perspective soignante*, n° 7, avril 2000, pp. 93-106.

Page G., « Place et rôle de l'infirmière générale dans la démarche d'accréditation », in *Les cahiers de l'ANIG,* n° 3, juin 2001, pp. 10-14.

Peljak D., Nicolas Ch., *L'encadrement infirmier et le management de proximité dans la perspective de l'hôpital européen Georges Pompidou*, Mémoire de fin de formation d'Élève Directeur d'hôpital, École Nationale de la Santé Publique (ENSP), Rennes, 1996.

Petit M., « Les outils de mesure de la charge de travail », in *CEEIEC — L'infirmière enseignante*, avril 1991, pp. 9-21.

Petitgirard P., « La vertu de compassion comme fondement de la pratique soignante », in *Perspective soignante*, n° 1, avril 1998, pp. 46-51.

Pouchelle M.-C., « Le ressenti des patients hospitalisés et leurs enjeux », in *Perspective soignante*, n° 4, avril 1999, pp. 6-29.

Reerink E., « L'assurance de la qualité des soins aux Pays-Bas », Les *cahiers du GERM*, n° 192, Bruxelles, 1985.

Reynaud M., « Accréditation : une expérience à suivre », in *Gestions hospitalières*, n° 374, mars 1998, pp. 202-205.

Robitaille I., *Exploration de la compréhension des soins infirmiers comme base d'un langage commun entre un groupe d'infirmières soignantes et un groupe d'infirmières cadres d'un centre hospitalier*, Mémoire de maîtrise, Université Laval, Québec, 1994.

Saint-Étienne M., « L'infirmière et l'écriture », in *Soins, Formation, Pédagogie, Encadrement*, n° 18, 1996, pp. 54-58.

Schmitt B., « De la pluridisciplinarité contrainte à l'interdisciplinarité souhaitée », in *Perspective soignante*, 1998, n° 1, pp. 88-99.

Segouin Ch., « Les grandes tendances de l'accréditation », in *Gestions hospitalières,* n° 374, mars 1998, pp. 174-178.

Tavernier N., Mahé M.-C., Baratay P., Guérin Th., *La gestion des ressources humaines dans les hôpitaux publics*, Rapport d'étude pour la Direction des hôpitaux, ministère de la Santé, Paris, 1994.

Thibault C. *et al.*, *Les systèmes de mesure de la charge de travail en soins infirmiers*, document de l'Association des hôpitaux du Québec, Montréal, 1990.

Thuillier M., « L'accréditation : point de vue », in *Les cahiers de l'ANIG*, n° 3, juin 2001, pp. 15-16.

Vandenberghe C., d'Hoore W., « La qualité totale à l'hôpital », in *Louvain Médical*, 1991, n° 110, pp. 425-433.

Viana L., Taytard A. *et al.*, « Le poids de l'activité administrative dans la répartition du temps de travail infirmier », in *Les Cahiers hospitaliers*, 1994, n° 89, pp. 4-8.

Villeneuve L., *Le suivi systématique de clientèles — une solution infirmière*, document de l'Ordre des infirmières et infirmiers du Québec, Montréal, 1996.

Vogler M., « Analyse des temps et charge de travail », in *Gestions hospitalières*, 1988, n° 273, pp. 113-125.

Vuori H., *L'assurance de la qualité des prestations de santé*, publication de l'OMS, « La santé publique en Europe », n° 16, Bureau régional de l'Europe, Copenhague, 1984, pp. 35.

Weber M.-Th., « Responsabilité morale — Responsabilité juridique, une tension à haut risque », in *Perspective soignante*, n° 8, septembre 2000, pp. 7-14.

400921 - (II) - (0,9) - OSB - 80° - SNEL

MASSON Éditeur
120, boulevard Saint-Germain
75280 Paris Cedex 06
Dépôt légal : février 2003

Achevé d'imprimer sur les presses de la
SNEL S.A.
rue Saint-Vincent 12 – B-4020 Liège
tél. 32(0)4 343 76 91 - fax 32(0)4 343 77 50
février 2003 - 27655